中医传世经典诵读本

内经知要

明·李中梓◎辑注

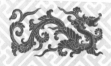

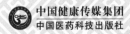

中国健康传媒集团
中国医药科技出版社

图书在版编目（CIP）数据

内经知要／（明）李中梓辑注．—北京：中国医药
科技出版社，2016.5（2024.10重印）
（中医传世经典诵读本）
ISBN 978 - 7 - 5067 - 8279 - 1

Ⅰ．①内…　Ⅱ．①李…　Ⅲ．①《内经》- 分类 -
汇编　Ⅳ．①R221.3

中国版本图书馆 CIP 数据核字（2016）第 041760 号

美术编辑　陈君杞
版式设计　锋尚设计
出版　**中国健康传媒集团**｜**中国医药科技出版社**
地址　北京市海淀区文慧园北路甲 22 号
邮编　100082
电话　发行：010 - 62227427　邮购：010 - 62236938
网址　www.cmstp.com
规格　880×1230mm $\frac{1}{64}$
印张　$2\frac{5}{8}$
字数　70 千字
版次　2016 年 5 月第 1 版
印次　2024 年 10 月第 4 次印刷
印刷　大厂回族自治县彩虹印刷有限公司
经销　全国各地新华书店
书号　ISBN 978 - 7 - 5067 - 8279 - 1
定价　**10.00 元**

获取新书信息、投稿、
为图书纠错，请扫码
联系我们。

内容提要

　　《内经知要》通行两卷，系明末医学家李中梓（1588~1655年）（字士材，号念莪）辑注。该书选辑《内经》的精要内容，归为八类，加注阐释，上卷分道生、阴阳、色诊、脉诊、藏象五篇；下卷分经络、治则、病能三篇。全书以道生统领，倡虚无神气、合于四时、与道合真，以阴阳涵盖体之脏腑腹背、病之寒热虚实，强调察五色以观五脏之有余不足、六腑之强弱、形体之盛衰，诊脉之上、下、来、去、至、止以知病之阴阳，按脏腑攸分变化之象以审精气之相生相克，谙经络之气行流转以明表里、虚实，要求圆通运用论治之则，并对各种具体病态做了阐释。该书分类扼要、说理简明，《内经》所涵中医理论要言得显，向为后世医家推崇，堪为研学《内经》的入门必读书。

序

古云：为人子者，不可以不知医。此言似乎专指孝友中之一端而言之者也，何也？夫人之禀体毋论，其他六淫戕其外，七情贼其中，苟不知节，鲜不病且殆也。为人子者，可以父母、伯叔、兄弟、妻子及诸眷属付之庸医之手乎？故不可不自知之。然知之为知之则可，若强不知以为知，不如无知。从来偾事皆属一知半解之流，而不知奴隶之夫、乳臭之子，一朝而苟得权势，侥幸而世拥多资，便肆其骄慢之气，役医如吏，藐医如工。家有病人，遂促其调治，并以生死之权责成之。初不闻扁鹊有云臣能使之起，不能使之复生乎？在医者亦不思往古分医为十四科，使其各治一科为专科，志在济人。今则率皆相习成风，趋炎奔竞，其志不过啖名谋食而已，岂不卑哉！要知此道之源出自轩皇君臣，以羲皇一画之旨，终日详论世人疾病之所以然，垂教天下后世以治法之所当然。而药物则又出乎炎帝，躬行阅历，察四时山川水土之宜，考五金八石之性，尝水陆草木之味，以定其有毒无毒、寒热温平、攻补

内经知要

缓急之用。相传各有遗书，轩皇者曰《素问》、曰《灵枢》，炎帝者曰《本草》。《素问》自王冰注后，嗣出者不下数十余家。《本草》自陶氏《别录》外，历代以来何止汗牛充栋。无奈时师心喜置身于时路，茫茫然朝值衙门，退候缙绅，第应乡党。惟恐一人不悦，则谤端百出，飞祸无穷，所以无日不卑躬屈节，寝食俱废，岂有余力孳孳于诵读者哉！以故卷帙繁多，如李时珍、张介宾之所集，罔弗望涯而退，奚能念及此言似乎专指孝友中之一端而发者。扪心惝恍，务必旁通一贯，由亲亲而兼及于仁民耶。余久遭老懒，自丙子岁后，竟作退院老僧，绝口不谈此道矣。一日偶然忆及云间李念莪先生所辑诸书，惟《内经知要》比余向日所辑《医经原旨》，尤觉近人。以其仅得上下两卷，至简至要，方便时师之不及用功于鸡声灯影者，亦可以稍有准则于其胸中也。叩之书贾，金云其板已没久矣，遂嗾余为之重刊。惜乎书可补读，理可渐明，其如笼中药物，悉非古之道地所产及时采取者矣。医岂易知而易为者哉，然亦不可不知者也。

乾隆甲申夏日牧牛老朽薛雪书时年八十又四

内经知要

目　录

内经知要

卷　上

云间李念莪先生原辑

河东薛生白校正重刊

道　生

上古天真论曰：夫上古圣人之教下也，皆谓之虚邪贼风，避之有时，教下者，教民避害也。风从冲后来者，伤人者也，谓之虚邪贼风。如月建在子，风从南来，对冲之火反胜也；月建在卯，风从西来，对冲之金克木也；月建在午，风从北来，对冲之水克火也；月建在酉，风从东来，对冲之木反胜也。必审其方，随时令而避之也。恬憺虚无，真气从之，精神内守，病安从来。恬者，内无所营。憺者，外无所逐。虚无者，虚极静笃，即恬憺之极，臻于自然也。真气从之者，曹真人所谓神是性兮气是命，神不外驰气自定。张虚静曰：神一出便收来，神返身中气自回。又曰：人能常清静，天地悉皆归；真一之气皆来从我矣。精无妄伤，神无妄动,故曰内守。如是之人,邪岂能犯,病安从生乎?

有真人者,提挈天地,把握阴阳,呼吸精气,独立守神,肌肉若一,真,天真也。不假修为,故曰真人;心同太极,德契两仪。提挈,把握也。全真之人,呼接天根,吸接地脉,精化为气也。独立守神,气化为神也。精气皆化,独有神存,故曰独立。肌肉若一者,神还虚无,虽有肌肉而体同虚空也。仙家所谓抱元守一,又曰了得一、万事毕,即形与神俱之义也。故能寿敝天地,无有终时,此其道生。天地有质,劫满必敝。真人之寿,前乎无始,后乎无终,天地有敝,吾寿无终矣。此非恋恋于形生,盖形神俱微妙,与道合真,故曰此其道生者,明非形生也。

有至人者,淳德全道,和于阴阳,调于四时,至者,以修为而至者也。淳者,厚也。德厚道全,不忤于阴阳,不逆于四时,庶几奉若天时者矣。去世离俗,积精全神,去世离俗,藏形隐迹也。积精全神者,炼精化气、炼气化神也。游行天地之间,视听八远之外,全神之后,便能出隐显之神,故游行天地之间;尘纷不乱,便能彻耳目之障,故视听八远之外。此盖益其寿命而强者也，亦归于真人。前之真人，则曰道生；此言至人，则曰寿命、曰强，但能全形而已。亦归于真人者，言若能炼神还虚，亦可同于真人，此全以修为而至者也。

有圣人者，处天地之和，从八风之理，**圣者，大而化之，亦人中之超类者，与天地合德、四时合序，故能处天地之和而气赖以养，从八风之理而邪弗能伤也。八风者，《灵枢·九宫八风》云：风从所居之乡来者为实风，主生长，养万物；从其冲后来者为虚风，伤人者也，主杀主害；从南方来，名曰大弱风；从西南方来，名曰谋风；从西方来，名曰刚风；从西北方来，名曰折风；从北方来，名曰大刚风；从东北方来，名曰凶风；从东方来，名曰婴儿风；从东南方来，名曰弱风。** 适嗜欲于世俗之间，无恚嗔之心，行不欲离于世，被服章，举不欲观于俗，饮食有节，起居有常，**适嗜欲也。摄情归性，无恚嗔也。和光混俗，不离世也。被服章者，皋陶谟曰天命有德，五服五章哉。圣人之心，不磷不淄，虽和光混俗，而未尝观效于俗也。** 外不劳形于事，内无思想之患，以恬愉为务，以自得为功，形体不敝，精神不散，亦可以百数。外不劳形则身安，内无思想则神静。恬愉者，调服七情也。自得者，素位而行，无入不自得也。如是者，形不受贼，精神不越，而寿可百矣。

有贤人者，法则天地，象似日月，辨列星辰，逆从阴阳，分别四时，贤人者，精于医道者也。法天地阴阳之理，行针砭药石之术。智者能调五脏，斯人是已。将从上古，合同于道，亦可使益寿而有极时。将从者，有志慕古，未能与之同其归也。合同于道者，医道通仙道也。调摄营卫，培益本元，勿干天地之和，自无夭札之患，故曰亦可益寿。亦者，次别上文之圣人也。有极时者，天癸数穷，形体衰惫，针砭药饵无可致力矣。真人者，无为而成；至人者，有为而至。圣人治未病，贤人治已病，修诣虽殊，尊生则一也。按：有物浑成，先天地生，强名曰道，无迹象之可泥，岂形质之能几。白玉蟾所以有四大一身皆属阴，不知何物是阳精之说也。返本还元，湛然常寂，名之曰道。积精全神，益寿强命，名之曰术。《文始经》云忘精神而超生，见精神而久生是也。忘精神者，虚极静笃，精自然化气，气自然化神，神自然还虚也。见精神者，虚静以为本，火符以为用，炼精成气，炼气成神，炼神还虚也。嗟！吾人处不停之运，操必化之躯，生寄死归，谁其获免？贪求者妄殆，自弃者失时。即有一二盲修瞎炼，皆以身内为工夫，独不闻《胎息经》云：胎从伏气中结，气从有胎中息，气入身来谓之生，神去离形谓之死，知神气者可以长生。气有先天、后天之别。后天者，呼吸往来之气也；先天者，无形无象，生天生地，生人生物者也。康节云：乾遇巽时观月窟，地逢雷处见天根。天根月窟闲来往，三十六宫都是春。真既醉于先天之说也。惜乎下手无诀，讹传错教，妄以两目为月窟，阳事为天根，令人捧腹。若得诀行持，不过一时辰许，先天祖气忽然来归，鼻管如迎风之状，不假呼吸施为，不事闭气数息，特须一言抉破，可以万古长存。若非福分深长，鲜不闻而起谤，甚有俗医笑其迂妄。不知医道通仙，自古记之，亦在乎人而已矣。

《四气调神论》曰：春三月，**此谓发陈。**发，生发也。陈，敷陈也。发育万物，敷布寰区，故曰发陈。**天地俱生，万物以荣。**敷和之纪，木德周行。俱生者，**细缊**之气也。天地细缊，万物化醇。荣者，**显**也，发也。

夜卧早起，广步于庭；此言在天主发生之令，在人须善养之方。夫人卧与阴俱，起与阳并，卧既夜矣，起复早焉，令阳多而阴少，以象春升之气也。广步者，动而不休，养阳之道也。被发缓形，以使志生；被发者，舒在头之春气也。缓者，和缓以应令也。如是则神志调适，肖天气之生矣。生而勿杀，予而勿夺，赏而勿罚。《尚书纬》曰：东方青帝，好生不贼。禹禁云：春三月，山林不登斧。《管子》云：解怨赦罪，皆所以奉发生之德也。此春气之应，养生之道也。四时之令，春生夏长，秋收冬藏。以上诸则，乃养生气之道也。逆之则伤肝，夏为寒变，奉长者少。逆者，不能如上养生之道也。奉者，禀承也。肝木旺于春，春逆其养则肝伤，而心火失其所奉，故当夏令火不足而水侮之，因为寒变。寒变者，变热为寒也。春生之气既逆，夏长之气不亦少乎。

夏三月，此谓蕃秀。布叶曰蕃，吐华曰秀，万物亨嘉之会也。天地气交，万物华实。即司天在泉，三四气之交。六元正纪大论所谓上下交互，气交主之是也。阳气生长于前，阴气收成于后，故万物华实。夜卧早起，毋厌于日；卧起同于春令，亦养阳之物也。按《荀子》

云夏不宛暍，言当避赫曦之暍，毋为日所厌苦。**使志无怒，使华英成秀，使气得泄，若所爱在外。**怒则气上，助火亢炎，故使志无怒，则生意畅遂，譬如华英渐至成秀也。气泄者，肤腠宣通，法畅遂之时令也。发舒之极，遍满乾坤，其用外而不内，人奉之以养生，故所爱若在外，不知正所以调其中也。**此夏气之应，养长之道也。逆之则伤心，秋为痎疟，奉收者少，"夜卧"**以下，皆顺夏令养长之道也。否则与令为逆，乘时秉政之心主不亦拂其性乎？心伤则暑乘之，秋金收肃，暑邪内郁，必为痎疟。夏长既逆，则奉长气而秋收者少矣。冬至重病。心火受伤，绵延至冬，则水来克火，病将重矣。

　　秋三月，此谓容平。阴升阳降，大火西行，万物之容，至此平定，故曰容平。**天气以急，地气以明。**风气劲疾曰急，物色清肃曰明。**早卧早起，与鸡俱兴；**早卧以避初寒，早起以从新爽。**使志安宁，以缓秋刑；**阳德日减，阴惨日增，故须神志安宁，以缓肃杀之气。**收敛神气，使秋气平；无外其志，使肺气清。此秋气之应，养收之道也。**曰收敛，曰无外，皆秋气之应、养收之道。逆之则伤肺，冬为飧泄，奉藏者少。肺金主秋，秋失其养，故伤肺。肺伤则肾失其主，故当冬令而为飧泄。飧泄者，水谷不分，肾主二便，失封藏之职故也。

冬三月，**此谓闭藏**。阳气伏藏，闭塞成冬也。**水冰地坼，无扰乎阳**。阴盛阳衰，君子固密，则不伤于寒，即无扰乎阳也。**早卧晚起，必待日光**；所以避寒也，即养藏也。**使志若伏若匿，若有私意，若已有得**；曰伏曰匿，曰私曰得，皆退藏于密，法闭藏之本也。**去寒就温，无泄皮肤，使气亟夺**。去寒就温，所以养阳。无使泄夺，所以奉藏。真氏曰：闭藏不密，温无霜雪，则来年阳气无力，五谷不登。人身应天地，可不奉时耶？**此冬气之应，养藏之道也。逆之则伤肾，春为痿厥，奉生者少**。水归冬旺，冬失所养，则肾伤而木失主。肝主筋，故当春令筋病为痿。冬不能藏，则阳虚为厥。冬藏既逆，承气而为春生者少矣。

天气，清静光明者也。静当作净。清阳之气，净而不杂，天之体也；居上而不亢，下济而光明，天之用也。**藏德不止，故不下也**。藏德者，藏其高明而不肯自以为高明也。不止者，健运不息也。惟藏而不止，虽下降而实不之下，曷尝损其居上之尊乎，故曰不下也。天明则日月不明，邪害空窍。惟天藏德，不自为用，故日月显明以表造化。使天不藏德而自露其光明，则日月无以藉之生明。大明见者小明灭矣。此喻身中元本不藏，发皇于外，明中空而邪凑也。阳气者闭塞，地气者冒明。天气自用，则孤阳上亢而闭塞乎阴气；地气隔绝，而冒蔽乎光明矣。云雾不精，则上应白露不下。地气上为云雾，天气下为雨露。上下否隔，则地气不升，而云雾不得输精于上；天气不降，而雨露不得施布于下。人身上焦如雾，膻中气化，则通调水道，下输膀胱；气化不及州都，则水道不通，犹之白露不降矣。交通不表，万物命故不施，不施则名木多死。独阳不生，独阴不成。若上下不交，则阴阳乖而生道息，不能表见于万物之命，故生化不施而名木多死。恶气不发，风雨不节，白露不下，则菀槁不荣。恶气不发，浊气不散也。风雨不节，气候乖乱也。白露不下，阴精不降也，即不表不施之义也。菀槁不荣，言草木抑菀枯槁，不能发荣，即名木多死之义也。上文言天地不交，此则专言天气不降也。贼风数至，暴雨数起，天地四时不相保，与道相失，则未央绝灭。阴阳不和，贼风暴雨，数为侵侮，生长收藏不保其常，失阴阳惨舒自然之道矣。央，中半也。未及中半而早已绝灭矣。**惟圣人从之，故身无奇病，万物不失，生气不竭。**从之者，法天地四时也，存神葆真以从其藏德，勇猛精勤以从其不止，收视返听以从其不自明，通任会督以从其阴阳之升降，则合乎常经，尚安得有奇病？万物不失，与时偕行，生气满乾坤也。不竭者，无未央绝灭之患也。

愚按：四时者，阴阳之行也；刑德者，四时之合也。春凋秋荣，冬雷夏雪，刑德易节，贼气至而灾。夫德始于春，长于夏；刑始于秋，流于冬。刑德不失，四时如一。刑德离乡，时乃逆行，故不知奉若天时，非尊生之典也。是以天真论曰调于四时，曰分别四时。四气者，天地之恒经；调神者，修炼之要则。故春夏养阳，秋冬养阴，以从其根。根者，人本于天，天本于道，道本自然，此皆治未病之方，养生者所切亟也。

《阴阳应象大论》曰：能知七损八益，则二者可调；不知用此，则早衰之节也。二者，阴阳也。七为少阳之数，八为少阴之数。七损者，阳消也；八益者，阴长也。阴阳者，生杀之本始。生从乎阳，阳惧其消也；杀从乎阴，阴惧其长也。能知七损八益，察其消长之机，用其扶抑之术，则阳常盛而阴不乘，二者可以调和，常体春夏之令，永获少壮康强，是真把握阴阳者矣。不知用此，则未央而衰。用者，作用也。如复卦一阳生，圣人喜之，则曰不远复，无祇悔，元吉。姤卦一阴生，圣人谨之，则曰系于金柅，贞吉，有攸往，见凶，羸豕孚蹢躅，此即仙家进阳火、退阴符之妙用也。朱紫阳曰：老子言治人事天莫若啬。夫惟啬，是谓早服，早服是谓重积德。早服者，言能啬则不远，而复便在此也。重积德，言先有所积，而复养以啬，是又加积之也。此身未有所损，而又加以啬养，是谓早服而重积。若损而后养，仅足以补其所损，不得谓之重积矣。知此，则七阳将损，八阴将益，便早为之所；阳气不伤，阴用不张，庶调爕阴阳，造化在手之神用也。华元化曰：阳者生之本，阴者死之基。阴宜常损，阳宜常益；顺阳者生，顺阴者灭。数语可作七损八益注疏。年四十，而阴气自半也，起居衰矣。二十为少阳，三十为壮阳。东垣云：行年五十以上，降气多而升气少。降者阴也，升者阳也。由是则四十之时，正升阳之气与降阴之气相半，阳胜阴则强，阴胜阳则衰，阴阳相半，衰兆见矣。年五十，体重，耳目不聪明矣。阳气者，轻而善运；阴气者，重而难舒。五十阴盛，故体重也。阳主通达，阴主闭塞，故耳不聪；阳为显明，阴为幽暗，故目不明。年六十，阴痿，气大衰，九窍不利，下虚上实，涕泣俱出矣。阳气大衰，所以阴痿也。九窍不利者，阳气不充，不能运化也。下虚者，少火虚也。上实者，阴乘阳也。涕泣俱出，阳衰不能摄也。故曰：知之则强，不知则老。知七损八益而调之，则强；不知，则阴渐长而衰老。故同出而异名耳。同出者，阴与阳也；异名者，强与老也。智者察同，愚者察异。智者洞明阴阳之故，故曰察同。愚者徒知强老之形，故曰察异。愚者不足，智者有余。有余则耳目聪明，身体轻强，老者复壮，壮者益治。愚者阴长，日就衰削，故不足；智者阳生，日居强盛，故有余。有余则聪明轻健，虽既老而复同于壮，壮者益治，即老子早服重积之说也。是以圣人为无为之事，乐恬淡之能，无为者，自然之道也。恬淡者，清静之乐。老子之无为而无不为，庄子之乐全得大是也。从欲快志于虚无之守，故寿命无穷，与天地终。从欲者，如孔子之从心所欲也。快志，即《大学》之自慊也。至虚极，守静笃，虚无之守也。天下之受伤者，实也，有也，与虚无同体，不受坏矣。故寿命无穷，与天地终。

愚按：阳者轻清而无象，阴者重浊而有形。长生之术必曰虚无，得全于阳也。故仙真之用在阴尽阳纯，仙真之号曰纯阳、全阳，皆以阳为要也。《中和集》云：大修行人，分阴未尽则不仙；一切凡人，分阳未尽则不死。明乎此，而七损八益灼然不疑矣。

《遗篇刺法论》曰：肾有久病者，可以寅时面向南，净神不乱思，闭气不息七遍，以引颈咽气顺之，如咽甚硬物，如此七遍后，饵舌下津无数。肾为水脏，以肺金为母。肺金主气。咽气者，母来顾子之法也。咽津者，同类相亲之道也。人生于寅，寅为阳旺之会；阳极于午，午为向明之方。神不乱思者，心似太虚，静定凝一也。闭气不息者，止其呼吸，气极则微微吐出，不令闻声。七遍者，阳数也。引颈者，伸之使直，气易下也。如咽甚硬物者，极力咽之，汩汩有声，以意用力送至丹田气海。气为水母，气足则精自旺也。饵舌下津者，为命门在两肾之间，上通心肺，开窍于舌下，以生津。故古人制活字，从水从舌者，言舌水可以活人也。舌字从千从口，言千口水成活也。津与肾水，原是一家，咽归下极，重来相会，既济之道也。仙经曰：气是添年药，津为续命芝。世上漫忙兼漫走，不知求我更求谁。气为水母，水为命根，勤而行之，可以长生。《悟真篇》曰：咽津纳气是人行，有药方能造化生。炉内若无真种子，犹将水火煮空铛。此言虚极静笃，精养灵根气养神，真种子也。

愚按：《素问》、《灵枢》各九卷，何字非尊生之诀？兹所摘者，不事百草而事守一，不尚九候而尚三奇。盖观天之道，执天之行，进百年为万古。尊生之道，于是为大矣。因知不根于虚静者，即是邪术；不归于易简者，即是旁门。诚能于此精求，则道德五千，丹经万卷，岂复有余蕴哉！

阴　阳

《阴阳应象大论》曰：阴阳者，天地之道也，太极动而生阳，静而生阴；天主于动，地主于静。《易》

曰：一阴一阳之谓道。阴阳者，本道体以生；道者，由阴阳而显。**万物之纲纪**，总之为纲，大德敦化也；纷之为纪，小德川流也。**变化之父母**，经曰：物生谓之化，物极谓之变。《易》曰：在天成象，在地成形，变化见矣。朱子曰：变者化之渐，化者变之成。阴可变为阳，阳可变为阴，然变化虽多，靡不统于阴阳，故为父母。**生杀之本始**，阴阳交则物生，阴阳隔则物死。阳来则物生，阴至则物死。万物之生杀，莫不以阴阳为本始也。**神明之府也**。变化不测之谓神，品物流形之谓明。府者，言变化流形，皆从此出也。**治病必求于本**。人之疾病，虽非一端，然而或属虚，或属实，或属寒，或属热，或在气，或在血，或在脏，或在腑，皆不外于阴阳，故知病变无穷，而阴阳为之本。经曰知其要者，一言而终是也。但明虚实，便别阴阳，然疑似之间大难剖别。如至虚有盛候，反泻含冤；大实有羸状，误补益疾；阴症似阳，清之者必败；阳症似阴，温之者必亡。气主煦之，血主濡之，气药有生血之功，血药无益气之理。病在腑而误攻其脏，谓之引贼入门；病在脏而误攻其腑，譬之隔靴搔痒。洞察阴阳，直穷病本，庶堪司命。若疑似之际，混而弗明，攻补之间，畏而弗敢，实实虚虚之祸尚忍言哉。

故积阳为天，积阴为地。阴静阳躁，积者，汇萃之称也。合一切之属于阳者，莫不本乎天；合一切之属于阴者，莫不本乎地。阴主静，阳主躁，其性然也。阳生阴长，阳杀阴藏，阳之和者为发育，阴之和者为成实，故曰阳生阴长，此阴阳之治也。阳之亢者为焦枯，阴之凝者为封闭，故曰阳杀阴藏，此阴阳之乱也。天元纪大论曰：天以阳生阴长，地以阳杀阴藏。夫天为阳，阳主于升，升则向生，故曰天以阳生阴长，阳中有阴也。地为阴，阴主于降，降则向死，故曰地以阳杀阴藏，阴中有阳也，此言岁纪也。上半年为阳升，天气主之，故春生夏长；下半年为阴降，地气主之，故秋收冬藏。阳不独立，得阴而后成，如发生赖于阳和，而长养由乎雨露，故曰阳生阴长。阴不自专，因阳而后行，如闭藏因于寒冽，而肃杀出乎风霜，故曰阳杀阴藏。按：三说俱通，故并存之。第二则本乎经文，尤为确当。愚意万物皆听命于阳，而阴特为之顺承者也。阳气生旺，则阴血赖以长养；阳气衰杀，则阴血无由和调。此阴从阳之至

理也。阳化气，阴成形。阳无形，故化气；阴有质，故
成形。寒极生热，热极生寒。冬寒之极，将生春夏之
热；冬至以后，自复而之乾也。夏热之极，将生秋冬之
寒；夏至以后，自姤而之坤也。寒气生浊，热气生清。
寒属阴，故生浊；热属阳，故生清。清气在下，则生飧
泄；浊气在上，则生䐜胀。清阳主升，阳陷于下而不能
升，故为飧泄，完谷不化也。浊阴主降，阴逆于上而不
能降，故为䐜胀，胸膈胀满也。清阳为天，浊阴为地，
地气上为云，天气下为雨。此以下明阴阳之升降，天人
一理也。阴在下者为精，精即水也，精升则化为气，云
因雨而出也。阳在上者为气，气即云也，气降即化为
精，雨由云而生也。自下而上者，地交于天，故地气上
为云。自上而下者，天交于地，故天气下为雨。就天地
而言，谓之云雨；就人身而言，谓之精气。人身一小天
地，讵不信然。故清阳出上窍，浊阴出下窍；上有七
窍，耳目口鼻也。下有二窍，前阴、后阴也。清阳发腠
理，浊阴走五脏；清阳实四肢，浊阴归六腑。阳位乎
外，阴位乎内。腠理四肢皆在外者，故清阳居之；五脏
六腑皆在内者，故浊阴居之。

水为阴，火为阳。水润下而寒，故为阴；火炎上而热，故为阳。炎上者，欲其下降，润下者，欲其上升，谓之水火交而成既济。火不制其上炎，水不禁其就下，谓之水火不交而成未济。肾者水也，水中生气，即真火也。心者火也，火中生液，即真水也。阴中有阳，阳中有阴，水火互藏，阴阳交体，此又不可不知者也。阳为气，阴为味。味归形，形归气，气无形而升，故为阳；味有质而降，故为阴。味归形者，五味入口，生血成形也。形归气者，血皆依赖于气，气旺则自能生血，气伤而血因以败也。气归精，精归化。气者，先天之元气与后天之谷气并而充身者也。肺金主之，金施气以生水，水即精也。精者，坎府之真铅，天一之最先也。精施则能化生，万化之本元也。精食气，形食味。气为精母，味为形本。食者，子食母乳之义也。化生精，气生形；万化之生必本于精，形质之生必本于气。味伤形，气伤精。味本归形，味或不节，反伤形也。气本归精，气或不调，反伤精也。精化为气，气伤于味。气本归精，气为精母也。此云精化为气者，精亦能生气也。如不好色者，

内经知要

气因以旺也。水火互为之根，即上文天地云雨之义也。味不节则伤形，而气不免焉。如味过于酸，肝气以津，脾气乃绝之类。阴味出下窍，阳气出上窍；味为阴，故下；气为阳，故上。味厚者为阴，薄为阴之阳；气厚者为阳，薄为阳之阴。味属阴，味厚为纯阴，味薄为阴中之阳。气属阳，气厚为纯阳，气薄为阳中之阴。味厚则泄，薄则通；气薄则发泄，厚则发热。阴味下行，味厚者能泄于下，味薄者能通利也。阳气上行，故气薄者能泄于表，气厚者能发热也。壮火之气衰，少火之气壮；壮火食气，气食少火；壮火散气，少火生气。火者，阳气也。天非此火不能发育万物，人非此火不能生养命根，是以物生必本于阳。但阳和之火则生物，亢烈之火则害物，故火太过则气反衰，火和平则气乃壮。壮火散气，故云食气。少火生气，故云食火。阳气者，身中温暖之气也。此气绝，则身冷而毙矣。运行三焦，熟腐五谷，畴非真火之功，是以《内经》谆谆反复，欲人善养此火，但少则壮，壮则衰，特须善为调剂。世之善用苦寒、好行疏伐者，讵非岐黄之罪人哉。

阴胜则阳病，阳胜则阴病。阳胜则热，阴胜则寒；阴阳和则得其平，一至有偏胜，病斯作矣。重寒则热，重热则寒；阴阳之变，水极则似火，火极则似水，阳盛则隔阴，阴盛则隔阳，故有内真寒而外假热，内真热而外假寒之症。不察其变，妄轻投剂，如水益深，如火益热。虽有智者，莫可挽救矣。寒伤形，热伤气；寒属阴，形亦属阴，故寒则形消也；热为阳，气亦为阳，故热则气散也。气伤痛，形伤肿。气喜宣通，气伤则壅闭而不通，故痛；形为质象，形伤则稽留而不化，故肿。故先痛而后肿者，气伤形也；先肿而后痛者，形伤气也。气先伤而后及于形，气伤为本，形伤为标也；形先伤而后及于气，形伤为本，气伤为标也。

喜怒伤气，寒暑伤形。举喜怒而悲恐忧统之矣。内伤人情，如喜则气缓，怒则气上，悲则气消，恐则气下，忧则气结，故曰伤气。举寒暑而风湿燥统之矣。外伤天气，如风胜则动，热胜则肿，燥胜则干，寒胜则浮，湿胜则泻，故曰伤形。

天不足西北，故西北方阴也，而人右耳目不如左明也。地不满东南，故东南方阳也，而人左手足不如右强也。天为阳，西北阴方，故天不足西北。地为阴，东南阳方，故地不满东南。日月星辰，天之四象，犹人之有耳目口鼻，故耳目之左明于右，以阳胜于东南也。水火金木，地之四体，犹人之有皮肉筋骨，故手足之右强于左，以阴强于西北也。

阳之汗，以天地之雨名之；汗出从表，阳也，而本于阴水之属，故以天地之雨应之。雨虽属阴，非天之阳气降，则不雨也。知雨之义者，知汗之故矣。阳之气，以天地之疾风名之。气为阳，阳胜则气逆喘急，如天地之疾风，阳气鼓动也。

《金匮真言论》曰：平旦至日中，天之阳，阳中之阳也；日中至黄昏，天之阳，阳中之阴也；合夜至鸡鸣，天之阴，阴中之阴也；鸡鸣至平旦，天之阴，阴中之阳也。子、午、卯、酉，天之四正也。平旦至日中，自卯至午也；日中至黄昏，自午至酉也；合夜至鸡鸣，自酉至子也；鸡鸣至平旦，自子至卯也。以一日分四时，则子、午当二至，卯、酉当二分，日出为春，日中为夏，日入为秋，夜半为冬也。

夫言人之阴阳，则外为阳，内为阴；以表里言。言人身之阴阳，则背为阳，腹为阴；以前后言。言人身之脏腑中阴阳，则脏者为阴，腑者为阳，肝、心、脾、肺、肾五脏皆为阴，胆、胃、大肠、小肠、膀胱、三焦，六腑皆为阳。五脏属里，藏精气而不泻，故为阴。六腑属表，传化物而不藏，故为阳。

故背为阳，阳中之阳，心也；背为阳，阳中之阴，肺也；腹为阴，阴中之阴，肾也；腹为阴，阴中之阳，肝也；腹为阴，阴中之至阴，脾也。老子曰负阴而抱阳，是以腹为阳、背为阴也。《内经》乃以背为阳、腹为阴，何也？邵子曰：天之阳在南，故日处之；地之刚在北，故山处之。然则老子之说言天象也，《内经》之说言地象也，况阳经行于背，阴经行于腹，人身脏腑之形体，本为地象也。第考伏羲六十四卦方圆二图，其义显然。夫圆图象天，阳在东南；方图象地阳在西北，可以洞然无疑矣。心肺为背之阳，肝脾肾为腹之阴，何也？心肺在膈上，连近于背，故为背之二阳脏。肝脾肾在膈下，附近于腹，故为腹之三阴脏。然阳中又分阴阳者，心象人身之日，故为阳中阳；肺象人身之天，天体虽阳，色玄而不自明，包藏阴德，比之太阳有间，故肺为阳中之阴。阴中又分阴阳者，肾属水，故为阴中之阴；肝属木，故为阴中之阳；脾属坤土，故为阴中之至阴也。

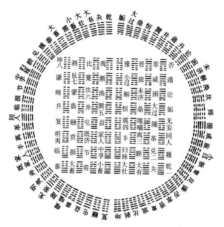

六十四卦　方圆二图

圆图象天，乾居东南，坤居西北

方图象地，乾居西北，坤居东南

《生气通天论》曰：阳气者，若天与日，失其所，则折寿而不彰，故天运当以日光明。此明人生全赖乎阳气也。日不明则天为阴晦，阳不固则人为夭折，皆阳气之失所者，故天不自明，明在日月。月体本黑，得日乃明。此天运当以日光明也。太阳在午则为昼，而日丽中天，显有象之神明，离之阳在外也。太阳在子则为夜，而火伏水中，涵无形之元气，坎之阳在内也。天之运行，惟日为本，天无此日，则昼夜不分，四时失序，晦冥幽暗，万物不彰矣。在于人者，亦惟此阳气为要。苟无阳气，孰分清浊，孰布三焦，孰为呼吸，孰为运行，血何由生，食何由化，与天之无日等矣。欲保天年，其可得乎？《内经》一百六十二篇，惟此节发明天人大义，最为切要。读者详之。

凡阴阳之要，阳密乃固。两者不和，若春无秋，若冬无夏，因而和之，是谓圣度。阴主内守，阳主外护，阳密于外，则邪不能侵，而阴得以固于内也。不和者，偏也。偏于阳，若有春而无秋；偏于阴，若有冬而无夏。和之者，泻其太过，补其不足，俾无偏胜，圣人之法度也。故阳强不能密，阴气乃绝；阳密则阴固，阳强而亢，岂能密乎？阴气被扰，将为煎厥而竭绝矣。阴平阳秘，精神乃治。阴血平静于内，阳气秘密于外，阴能养精，阳能养神，精足神全，命之曰治。

《五常政大论》曰：阴精所奉其人寿，阳精所降其人天。岐伯本论东南阳方，其精降下而多夭；西北阴方，其精向上而多寿。余尝广之，此阴阳之至理，在人身中者亦然。血为阴，虽肝藏之，实肾经真水之属也。水者，先天之本也。水旺则阴精充而奉上，故可永年，则补肾宜亟也。气属阳，虽肺主之，实脾土饮食所化也。土者，后天之本也。土衰则阳精败而下陷，故当夭折，则补脾宜亟也。先哲云：水为天一之元，土为万物之母。千古而下，独薛立斋深明此义，多以六味地黄丸壮水，为奉上之计，兼以补中益气汤扶土，为降下之防。盖洞窥升降之微，深达造化之旨者欤。

愚按：医经充栋，不越于阴阳。诚于体之脏腑腹背、上下表里，脉之左右尺寸、浮沉迟数，时令之春夏秋冬，岁运之南政北政，察阴阳之微而调其虚实，则万病之本咸归掌握，万卷之富只在寸中，不亦约而不漏、简而可据乎。

色　诊

《脉要精微论》曰：夫精明五色者，气之华也。精明见于目，五色显于面，皆气之华也，言气而血在其中矣。赤欲如白裹朱，不欲如赭；白欲如鹅羽，不欲如盐；青欲如苍璧之泽，不欲如蓝；黄欲如罗裹雄黄，不欲如黄土；黑欲如重漆色，不欲如地苍。五色之欲者，皆取其润泽；五色之不欲者，皆恶其枯槁也。五色精微象见矣，其寿不久也。此皆五色精微之象也，凶兆既见，寿不久矣。夫精明者，所以视万物，别黑白，审长短，以长为短，以白为黑，如是则精衰矣。脏腑之精气，皆上朝于目而为光明，故曰精明。若精气不能上奉，则颠倒错乱，岂能保其生耶？

《灵枢·五色》曰：明堂者鼻也，阙者眉间也，庭者颜也，蕃者颊侧也，蔽者耳门也。其间欲方大，去之十步，皆见于外，如是者寿必中百岁。庭者，天庭也，俗名额角。蕃蔽者，屏蔽四旁也。十步之外而部位显然，则方大可知，故寿可百岁也。

明堂骨高以起，平以直，五脏次于中央，六腑挟其两侧，首面上于阙庭，王宫在于下极，五脏安于胸中，真色以致，病色不见，明堂润泽以清。五脏之候皆在中央，六腑之候皆在四旁。次者，居也。挟者，附也。下极，居两目之中，心之部也。心为君主，故称王宫。若五脏安和，正色自显，明堂必清润也。五色之见也，各出其色部。部骨陷者，必不免于病矣。其色部乘袭者，虽病甚不死矣。五色之见，各有部位。若有一部骨弱陷下之处，则邪乘之而病。若色部虽有变见，但得彼此生王，有乘袭而无克贼者，病虽甚不死矣。青黑为痛，黄赤为热，白为寒。此言五色之所主也。

其色粗以明，沉夭者为甚，其色上行者病益甚，其色下行如云彻散者病方已。粗者，明爽之义。沉夭者，晦滞之义。言色贵明爽，若晦滞为病甚也。色上行者，浊气方升，故病甚。下行者，浊气已退，故病已。五色各有脏部，有外部，有内部也。色从外部走内部者，其病从外走内；其色从内走外者，其病从内走外。病生于内者，先治其阴，后治其阳，反者益甚；其病生于阳者，先治其外，后治其内，反者益甚。五色各有脏部，言脏而腑在其中矣。外部者，六腑之表，六腑挟其两侧也；内部者，五脏之里，五脏次于中央也。凡病色先起外部而后及内部者，其病自表入里，是外为本而内为标，当先治其外，后治其内。若先起内部而后及外部者，其病自里出表，是阴为本而阳为标，当先治其阴，后治其阳。若反之者，皆为误治，病必转甚矣。

常候阙中，薄泽为风，冲浊为痹，在地为厥，此其常也，各以其色言其病。阙中，眉间也，肺之部也。风病在阳，皮毛受之，故色薄而泽。痹病在阴，肉骨受之，故色冲而浊。厥逆为寒湿之变，病起于下，故色之先于地。地者，相家所谓地阁，即巨分巨屈之处也。大气入于脏腑者，不病而卒死。大气者，大邪之气也，如水色见于火部，火色见于金部之类。此元气大虚，贼邪已至，虽不病，必卒然而死矣。赤色出两颧，大如拇指者，病虽小愈，必卒死。黑色出于庭，大如拇指，必不病而卒死。形如拇指，最凶之色。赤者出于颧，颧者应在肩，亦为肺部，火色克金，病虽愈必卒死。天庭处于最高，黑者干之，是肾绝矣。虽不病，必卒死也。

庭者，首面也。天庭处于最高，应首面之有疾。阙上者，咽喉也。阙上者，眉心之上也，应咽喉之有疾。阙中者，肺也。阙中者，正当两眉之中也。色见者，其应在肺。下极者，心也。下极者，眉心之下也，相家谓之山

根。心居肺下，故下极应心。直下者，肝也。下极之下为
鼻柱，相家谓之年寿。肝在心之下，故直下应肝。肝左
者，胆也。胆附于肝之短叶，故肝左应胆，而在年寿之左
右也。下者，脾也。年寿之下，相家谓之准头，亦名土
星，本经谓之面王，又名明堂。准头居面之中央，故属土
应脾。方上者，胃也。准头两旁为方上，即迎香之上，鼻
隧是也。相家谓之兰台、廷尉，与胃为表里，脾居中而胃
居外，故方上应胃。中央者，大肠也。人中外五分迎香
穴，大肠之应也，亦在面之中，故曰中央。挟大肠者，肾
也。挟大肠迎香穴者，颊之上也。四脏皆一，惟肾有两，
四脏居腹，惟肾附脊，故四脏次于中央，而肾独应于两
颊。当肾者，脐也。肾与脐对，故当肾之下应脐。面王以
上者，小肠也。面王，鼻准也。小肠为脐，应挟两侧，故
面王之上，两颧之内，小肠之应也。面王以下者，膀胱、
子处也。面王以下者，人中也，乃膀胱、子处之应。子处
者，子宫也。凡人人中，平浅而无髭者，多主无子。妇人
亦以人中深长者，善产育。此以上皆五脏六腑之应也。颧
者，肩也。此下皆言肢节之应也。颧为骨之本，居中部之
上，故以应肩。颧后者，臂也。臂接于肩，故颧后以应

臂。臂下者，手也。目内眦上者，膺乳也。目内眦上者，阙下两旁也。胸两旁高处为膺。膺乳者，应胸前也。**挟绳而上者，背也。**颊之外曰绳，身之后曰背，故背应于挟绳之上。**循牙车以下者，股也。**牙车，牙床也。牙车以下主下部，故以应股。**中央者，膝也。**中央者，牙车之中央也。**膝以下者，胫也。当胫以下者，足也。**胫次于膝，足接于胫，以次而下也。**巨分者，股里也。**巨分者，口旁大纹处也。股里者，股之内侧也。**巨阙者，膝膑也。**巨阙，颊下曲骨也。膝膑者，膝盖骨也。此盖统指膝部而言。

　　各有部分，有部分，用阴和阳，用阳和阴，当明部分，万举万当，部分既明，阴阳不爽，阳亢则滋其阴，谓之用阴和阳。阴寒则补其火，谓之用阳和阴。故明部分而施治法，万举万当也。**能别左右，是谓大道；男女异位，故曰阴阳；审察泽夭，谓之良工。**阳左阴右，左右者，阴阳之道路也，故能别左右，是为大道。男女异位者，男子左为逆、右为从，女子右为逆、左为从，故曰阴阳。阴阳既辨，然后审其色之润泽枯夭，以决死生，医之良也。**沉浊为内，浮泽为外；**色之沉浊晦滞者为里，色之浮泽光明者为表。**黄赤为风，青黑为痛，白**

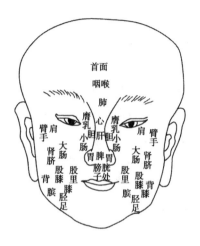

首面
咽喉
肺
膺乳 心 膺乳
胆肝胆
臂手 肩 小肠 小肠 肩 臂手
大肠 胃脾胃 大肠
肾脐 膀胱 肾脐
背膺 股里 处 股里 背膺
膝 膝膝 膝
胫 子 胫
足 足

《灵枢》脏腑肢节应于面之图

为寒，黄而膏润为脓，赤甚者为血；痛甚为挛，寒甚为皮不仁。凡五色之见于面者，可因是而测其病矣。痛甚即青黑之极也，寒甚即白之极也。五色各见其部，察其浮沉，以知浅深；察其泽夭，以观成败；察其散抟音团，以知远近；视色上下，以知病处。色之浮者病浅，色之沉者病深；润泽者有成，枯夭者必败；散而不聚者病近，抟而不散者病远。上下者，即前脏腑肢节之见于面者也。

色明不粗，沉夭为甚；不明不泽，其病不甚。粗者，显也。言色之光明不显，但见沉滞枯夭，病必甚也。若虽不明泽，而不至于沉夭者，病必不甚也。其色散，驹驹然未有聚，其病散而气痛，聚未成也。驹，马之小者，未装鞍辔，散而不聚也。譬色之散而无定者，病亦散而无坚积聚也。即有痛者，不过因无形之气耳。肾乘心，心先病，肾为应，色皆如是。肾乘心者，水邪克火也。心先病于内，而肾之色则应于外，如黑色见于下极是也。不惟心肾，诸脏皆然，此举一以例其余也。男子色在于面王，为小腹痛，下为卵痛，其圜直为茎痛，高为本，下为首，狐疝㿉阴之属也。面王上，应有上字。面王上为小肠，下为膀胱子处。卵者，睾丸也。圜直，指人中水沟穴也，人中有边圜而直者，故人中色见主阴茎作痛。在人中上半者曰高，为茎根痛，在人中下半者为茎头痛，凡此皆狐疝㿉阴之病也。即㿉也。女子在于面王，为膀胱、子处之病，散为痛，抟为聚，方圆左右，各如其色形。其随而下至胝为淫，有润如膏状，为暴食不洁。面王下，宜有下字。面王下为人中，主膀胱、子处。色散为痛，无形之气滞也。色抟为聚，有形之血凝也。积之或方或圆，或左或右，各如其外见之形。若其色从下行而至尾骶，则为浸淫带浊，有润如膏之物，此症多因暴食不洁所致。不洁犹言不节，非污秽之谓也。或多食冷物，或多食热物，一切非宜之物皆是也。

色者，青黑赤白黄，皆端满有别乡。别乡赤者，其色亦大如榆荚，在面王为不日。五色皆宜端满。端者，正色也。满者，充润也。别乡犹言它乡，即别部位也。如赤者心色，应见于两目之间，是其本乡，今见于面王，是别乡矣。不日者，不日而愈也。火色见于土位，是其相生之乡也。此举赤色为例，而五色缪见者，皆可类推矣。其色上锐，首空上向，下锐下同，在左右如法。邪色之见，各有所向。其尖锐之处是乘虚所犯之方，故上锐者以首虚，故上向也。下锐亦然，其在左右者皆同此法。

《五脏生成论》曰：面黄目青，面黄目赤，面黄目白，面黄目黑者，皆不死。黄者，中央土之正色。五行以土为本，胃气犹在，故不死也。面青目赤，面赤目白，面青目黑，面黑目白，面赤目青，皆死也。色中无黄，则胃气已绝，故皆死也。

愚按：望闻问切，谓之四诊，而望色居四诊之先，未有独凭一脉，可以施疗者。经曰：切脉动静而视精明，察五色，观五脏有余不足，六腑强弱，形之盛衰，以此参伍，决死生之分。又曰：形气相得，谓之可治。色泽以浮，谓之易已。又曰：能合色脉，可以万全。仲景尝以明堂阙庭尽不见察，为世医咎。好古尝论治妇人不能行望色之神，为病家咎，则色固不要软，而医顾可忽软？

脉　诊

脉要精微论曰：诊法常以平旦，阴气未动，阳气未散，饮食未进，经脉未盛，络脉调匀，气血未乱，乃可诊有过之脉。人身营卫之气，昼则行于阳分，夜则行于阴分，至平旦皆会于寸口，故诊脉当以平旦为常也，阴气正平而未动，阳气将盛而未散，饮食未进，虚实易明，经脉未盛，络脉调匀，气血未常因动作而扰乱，乃可诊有过之脉。过者，病也。切脉动静而视精明，察五色，观五脏有余不足，六腑强弱，形之盛衰，以此参伍，决死生之分。

切者，切近也，手按近体也。切脉之动静，诊阴阳也；视目之精明，诊神气也。察五色以观脏腑之虚实，审形体以别病势之盛衰。以此数者，与脉参伍推求，则阴阳表里、虚实寒热自无遁状，可以决死生之分矣。不齐之谓参，剖其异而分之也。相类之谓伍，比其同而合之也。脉惟一端，诊有数法，此医家之要道也。

尺内两傍，则季胁也，关前曰寸，关后曰尺。季胁，小胁也，在胁之下，为肾所近，故自季胁之下，皆尺内主之。**尺外以候肾，尺里以候腹。**尺外，尺脉前半部也；尺里，尺脉后半部也。前以候阳，后以候阴。人身以背为阳，肾附于背，故外以候肾。腹为阴，故里以候腹，而大小肠、膀胱、命门皆在其中矣。诸部言左右，此独不分者，以两尺皆主乎肾也。**中附上，左外以候肝，内以候膈；**中附上者，言附尺之上而居乎中，即关部也。左外言左关之前半部。内者，言左关之后半部也。肝为阴中之阳，而亦附近于背，故外以候肝。内以候膈，举膈而中焦之膈膜、胆腑，皆在其中矣。**右外以候胃，内以候脾。**右关前半候胃，右关后半候脾，脾胃皆处中州，而以表里言之，则胃为阳，脾为阴，故外以候胃，内以候脾。上附上，右外以候肺，内以候胸中；上附上者，上而又上，则寸部也。五脏之位，肺处至高，故右寸前以候肺。右寸后以候胸中，言胸中并膈膜之上皆是矣。左外以候心，内以候膻中。左寸之前以候心，左寸之后以候膻中。膻中者，即心胞络也。按：灵兰秘典有膻中而无胞络，以膻中为臣使之官，喜乐出焉。《灵枢》叙经脉，有胞络而无膻中，而曰动则喜笑不休，正与喜乐出焉之句相合。夫喜笑属火之司，则知膻中与心应，即胞络之别名也。

《平人气象论》曰：人一呼脉再动，一吸脉亦再动，呼吸定息脉五动，闰以太息，命曰平人。平人者，不病也。动，至也。一呼再动，一吸再动，一呼一吸合为一息，是一息四至也。呼吸定息脉五动者，当其闰以太息之时也。历家三岁一闰，五岁再闰，人应天道，故三息闰一太息，五息再闰一太息。太息者，长息也。此言平人无病之脉，当以四至为准。若五至便为太过，惟当闰以太息之时，故得五至。苟非太息，仍四至也。

人一呼脉一动，一吸脉一动，曰少气。呼吸各一动，是一息二至也。二至为迟，迟主寒疾。夫气为阳，气虚则阳虚，故曰少气。人一呼脉三动，一吸脉三动而躁，尺热曰病温，尺不热、脉滑曰病风，脉涩曰痹。呼吸各三动，是一息六至也。六至为数，躁者数之义也。尺热者，尺中六至也。病温犹言患热，非伤寒之温病也。左尺为水，而数则水涸而热也；右尺为火，而数则火炎而热也，故咸曰病温。尺不数而诸脉滑者，阳邪盛也，故当病风。涩为血凝气滞，故当病痹也。人一呼脉四动以上曰死，脉绝不至曰死，乍疏乍数曰死。一呼四动，则一息八至矣，况以上乎，故知必死。脉绝不至，则营卫已绝。乍疏乍数，则气血溃乱，不死安待。

《灵枢·根结》曰：一日一夜五十营，以营五脏之精，不应数者，名曰狂生。营者，运也。人之经脉运行于身者，一日一夜凡五十周，以运五脏之精。凡周身上下、前后左右计二十七脉，共长十六丈二尺。人之宗气积于胸中，主呼吸而行经络，一呼气行三寸，一吸气行三寸，呼吸定息，脉行六寸。以一息六寸推之，则一昼一夜凡一万三千五百息，通计五十周于身，脉八百一十丈，其有太过不及，则不应此数矣。狂生者，妄生也，其生未可保也。所谓五十营者，五脏皆受气。持其脉口，数其至也。五十营者，五脏所受之气。持寸口而数其至数，则虚实可考也。

五十动而不一代者，以为常也，以知五脏之期当作气。予之短期者，乍数乍疏也。以为常者，经常之脉也，可因以知五脏之气也。若乍数乍疏，则阴阳乖乱，死期近矣。短者，近也。

《三部九候论》曰：独小者病，独大者病，独疾者病，独迟者病，独热者病，独寒者病，独陷下者病。此言七诊之法也。独者，谓于三部九候之中，简其独异于诸部者，而推其病之所在也。

《方盛衰论》曰：形气有余，脉气不足，死；脉气有余，形气不足，生。此言脉重于形气也。形气有余，外貌无恙也。脉气不足，内脏已伤也，故死。若形虽衰而脉未败，根本犹存，尚可活也。故三部九候论曰：形肉已脱，九候虽调，犹死。盖脱则大肉去尽，较之不足，殆有甚焉。脾主肌肉，肉脱者脾绝，决无生理。

《脉要精微论》曰：持脉有道，虚静为保。虚者，心空而无杂想也。静者，身静而不喧动也。保而不失，此持脉之道也。春日浮，如鱼之游在波；春阳虽动，而未全彰，故如鱼之游在波也。夏日在肤，泛泛乎万物有余；夏气畅达，万物皆备而无亏欠也。泛泛，盛满之貌。秋日下肤，蛰虫将去；秋金清肃，盛者渐敛，如蛰虫之将去而未去也。冬日在骨，蛰虫周密，君子居室。冬令闭藏，沉伏在骨，如蛰畏寒，深居密处。君子法天时而居室，退藏于密也。故曰：知内者按而纪之，知外者终而始之。此六者，持脉之大法。内言脏气，脏象有位，故可按而纪也。外言经气，经脉有序，故可终而始也。明此四时内外六法，则病之表里阴阳，皆可灼然明辨，故为持脉之大法。

《玉机真脏论》曰：春脉者肝也，东方木也，万物之所以始生也，故其气来，软弱轻虚而滑，端直以长，故曰弦。反此者病。端直以长，状如弓弦，则有力矣。然软弱轻虚而滑，则弦不至于太劲，宛然春和之象也。

其气来实而强，此谓太过，病在外；其气来不实而微，此谓不及，病在中。实而强大，则不能软弱轻虚矣。不实而微，不能端直以长矣，皆弦脉之反也。故上文曰反此者病。外病多有余，内病多不足，大抵然也。

太过则令人善忘，忽忽眩冒而巅疾；其不及则令人胸痛引背，下则两胁胠满。忘，当作怒。本神篇曰：肝气虚则恐，实则怒。气交变大论曰：岁木太过，忽忽善怒，眩冒巅疾。眩者，目花也。冒者，神昏也。足厥阴之脉会于巅，贯膈布胁，故见症乃尔。

夏脉者心也，南方火也，万物之所以盛长也，故其气来盛去衰，故曰钩。反此者病。钩义如木之垂枝，即洪脉也。其来则盛，其去则衰，阳盛之象。

其气来盛去亦盛，此谓太过，病在外；其气来不盛去反盛，此谓不及，病在中。来盛去盛，钩之过也。来不盛去反盛，钩之不及也。去反盛者，非强盛也。凡脉自骨出肤谓之来，自肤入骨谓之去。

太过则令人身热而肤痛，为浸淫；其不及则令人烦心，上见咳唾，下为气泄。太过则阳有余而病在外，故身热肤痛。浸淫者，湿热之甚也。不及则君火衰而病在内，故为心不足而烦，火乘金而咳。气泄者，阳气下陷也。

秋脉者肺也，西方金也，万物之所以收成也，故其气来轻虚以浮，来急去散，故曰浮。反此者病。浮者，轻虚之别名也。来急去散，亦是状浮之象也，即毛也。

其气来毛而中央坚，两旁虚，此谓太过，病在外；其气来毛而微，此谓不及，病在中。毛而有力为中央坚，毛而无力为微。

太过则令人逆气而背痛，愠愠然；其不及则令人喘，呼吸少气而咳，上气见血，下闻病音。肺主气，故太过则气逆背痛。愠愠者，气郁貌。不及则气短而咳。气不归原，故上气。阴虚内损，故见血。下闻病音者，肠鸣泄气也。

冬脉者肾也，北方水也，万物之所以合藏也，故其气来沉以搏，故曰营。反此者病。营者，退藏于密之义也，即沉石之义也。

其气来如弹石者，此谓太过，病在外；其去如数者，此谓不及，病在中。弹石者，坚强之象也。如数者，非真数也，言去之速也。

太过则令人解㑊，脊脉痛而少气不欲言，其不及则令人心悬如病饥，䏚中清，脊中痛，少腹满，小便变。解者，懈怠而肢体不收也。㑊者，形迹困倦也。脊痛者，肾脉所过也。邪气太过，则正气少而不欲言矣。心肾不交，故心中如饥。䏚中者，季胁下空软处，肾之所居也。肾脉贯脊属肾络膀胱，故为脊痛、腹满、便变诸症。

脾脉者，土也，孤脏以灌四旁者也。脾属土，土为万物之母，运行水谷，变化精微，以灌溉于南心北肾、东肝西肺，故曰四旁也。孤脏者，位居中央，寄旺四时之末各十八日，四季共得七十二日。每季三月，各得九十日，于九十中除去十八日，则每季止七十二日，而为五行分旺之数，总之五七三百五，二五一十，共得三百六十日以成一岁也。

善者不可得见，恶者可见。善者，脾之平脉也。脾何以无平脉可见乎？土无定位，亦无定象，古人强名之曰不浮不沉，不大不小，不疾不徐。意思欣欣，悠悠扬扬，难以名状。此数语者，未尝有定象可指、定形可见也。不可得见者，即难以名状也。恶者，即太过不及之病脉也。

其来如水之流者，此谓太过，病在外；如乌之喙者，此谓不及，病在中。按平人气象论曰：坚锐如乌之喙，如水之流，故脾死。夫如乌之喙者，硬而不和，如水之流者，散而无纪，土德有惭，病在不治，即所谓恶者可见也。

《平人气象论》曰：夫平心脉来，累累如连珠，如循琅玕，曰心平，夏以胃气为本。连珠、琅玕，喻其盛满温润，即微钩之义也，即胃气之脉也，故曰心平。病心脉来，喘喘连属，其中微曲，曰心病。喘喘连属，急数之象也。其中微曲，钩多胃少之义也。死心脉来，前曲后居，如操带钩，曰心死。前曲者，轻取之而坚大。后居者，重取之而牢实，如持革带金钩，而冲和之意失矣，故曰心死。

平肺脉来，厌厌聂聂，如落榆荚，曰肺平，秋以胃气为本。厌厌聂聂，涩之象也。如落榆荚，毛之象也。轻浮和缓，为有胃气，此肺之平脉也。病肺脉来，不上不下，如循鸡羽，曰肺病。不上不下，亦涩也。如循鸡羽，亦毛也，但毛多胃少，故曰肺病。死肺脉来，如物之浮，如风吹毛，曰肺死。如物之浮，则无根矣。如风吹毛，则散乱矣。但毛无胃，故曰肺死。

平肝脉来，软弱招招，如揭长竿末梢，曰肝平，春以胃气为本。招招，犹迢迢也。揭，高举也。高揭长竿，梢必和软，和缓弦长，弦而有胃气者也，为肝之平脉。病肝脉来，盈实而滑，如循长竿，曰肝病。盈实而滑，弦之太过也。长竿无梢，则失其和缓之意，此弦多胃少，故曰肝病。死肝脉来，急益劲，如新张弓弦，曰肝死。劲，强急也。新张弓弦，弦而太过，但弦无胃者也，故曰肝死。

平脾脉来，和柔相离，如鸡践地，曰脾平，长夏以胃气为本。和柔者，悠悠扬扬也。相离者，不模糊也。如鸡践地，缓而不迫，胃气之妙也，是为脾平。病脾脉来，实而盈数，如鸡举足，曰脾病。实而盈数，强急不和也。如鸡举足之象，此即弱多胃少，为脾之病。死脾脉来，锐坚如乌之喙，如鸟之距，如屋之漏，如水之流，曰脾死。如乌之喙，硬也；如鸟之距，急也；如屋之漏，乱也；如水之流，散也。脾气已绝，见此必死。

平肾脉来，喘喘累累如钩，按之而坚，曰肾平，冬以胃气为本。喘喘累累如钩，皆心脉之阳也，兼之沉石，则阴阳和平，肾脉之有胃气者。病肾脉来，如引葛，按之益坚，曰肾病。引葛者，牵连蔓引也。按之益坚，石多胃少也。死肾脉来，发如夺索，辟辟如弹石，曰肾死。索而曰夺，则互引而劲急矣。辟辟如弹石，但石无胃矣，肾死之诊也。

内经知要

《脉要精微论》曰：夫脉者，血之府也。营行脉中，故为血府。然行是血者，是气为之司也。逆顺篇曰：脉之盛衰者，所以候血气之虚实，则知此举一血而气在其中，即下文气治、气病，义益见矣。长则气治，短则气病，气足则脉长，气虚则脉短。数则烦心，大则病进，心为丙丁之原，故数则烦心；邪盛则脉满，故大则病进。上盛则气高，上盛者，寸脉盛也；气高者，火元气逆也。下盛则气胀，下盛者，关尺脉盛也。邪入于下，故为胀满。代则气衰，细则气少，代脉见而气将绝，细脉见而气不充。曰衰，则少之甚者也。涩则心痛。血凝气滞则脉涩，故主心痛。浑浑革至如涌泉，病进而色弊；绵绵其去如弦绝，死。浑浑者，汹涌之貌。革脉之至，如皮革之坚急也。涌泉，状其盛满也。见此脉者，病渐增进而色夭不泽也。绵绵弦绝，则胃气绝无，真脏脉见，故死。

《大奇论》曰：脉至浮合，浮合如数，一息十至以上，是经气予不足也，微见九十日死。此以下皆定死期也。浮合者，如浮波之合，后浪催前，泛泛无纪。如数者，似数而非数也。数不过为血热也，如数者血败也，浮合者气败也。一息十至以上，死期大迫。此云九十日者，误也，十字直衍。微见者，初见也。初见此脉，九日当死。脉至如火薪然，是心精之予夺也，草干而死。脉如火然，是火旺过极之脉，心经之精气夺尽矣。夏令火旺，尚可强支，水令草干，阳尽而死矣。脉至如散叶，是肝气予虚也，木叶落而死。散叶者，浮泛无根，肝气虚极也。木叶落则金旺而木绝，其死宜也。脉至如省客，省客者，脉塞而鼓，是肾气予不足也，悬去枣华而死。省客，省问之客，时来时去者也。塞者，涩而代也。鼓者，坚且搏也。涩代为精败，坚搏为胃少，至于枣华吐，则土旺水衰立尽矣。脉至如泥丸，是胃精予不足也，榆荚落而死。泥丸者，泥弹之状，动短之脉也，主胃中精气不足。榆荚至春深而落，木旺之时，土必败矣。脉至如横格，是胆予不足也，禾熟而死。横格者，长大坚劲，木之真脏脉也，胆之衰败也。禾熟于秋，金旺而木乃绝矣。脉至如弦缕，是胞精予不足也。病善言，下霜而死；不言，可治。弦者，喻其劲急。缕者，喻其细小。胞者，心胞络也，舌为心苗，火动则善言。冬月飞霜，水来克火而死矣。不言则所伤犹浅，故可救也。脉至如交漆，交漆者，左右傍至也，微见三十日死。交漆者，模糊而大，即泻漆之义也。左右傍至，大可知也。微者，初也，月令易而死期至矣。脉至如涌泉，浮鼓肌中，太阳气予不足也，少气，味韭英而死。涌泉者，如泉之涌，有升无降，而浮鼓于肌表之间，是足太阳膀胱气不足也。膀胱为三阳而主表也，今表实里虚，故为少气。韭英，韭花也。发于长夏，土来克水，故死。脉至如颓土之状，按之不得，是肌气予不足也。五色先见黑，白垒发死。土下虚则颓。脉来虚大，按之不可得，正下虚之象也。脾主肌肉，肌气即脾气也。黑为水色，土败而水反侮之。垒，蔂同，即莲蔂也，蔂有五，而白者发于春，木旺之时，土其绝矣。脉至如悬雍，悬雍者，浮揣切之益大，是十二俞之予不足也，水凝而死。悬雍者，喉间下垂肉乳也，俗名喉咙花。浮揣之而大，是有阳无阴、孤阳亢上之象。十二俞者，脏腑十二经所输也。水凝而死者，阴气盛而孤阳绝也。脉至如偃刀，偃刀者，浮之小急，按之坚大急，五脏菀热，寒热独并于肾也。如此其人不得坐，立春而死。偃刀，卧刀也。浮之小急，如刀口也。按之坚大急，如刀背也。重按之肾之应也，肾虚则阴消，而五脏咸热，虽五脏有郁菀之热而发为寒热，其原则独归并于肾也。肾因亏损，腰脊痠疼，不能起坐。冬令水旺，未即败绝，遇春乃死也。**脉至如丸滑不直手，不直手者，按之不可得也，是大肠气予不足也，枣叶生而死。**如丸者，流利之状，正滑脉也。不直手者，滑而不应手，按之则无也。大肠与肺金相为表里，枣叶生于初夏，火盛则金绝，故当死。**脉至如华者，令人善恐，不欲坐卧，行立常听，是小肠气予不足也，季秋而死。**如华者，盛满而轻浮也。小肠与心相为表里，小肠虚则心亦虚，故善恐、不得坐卧也。行立常听，恐惧多而狐疑也。丙火墓于戌，故当季秋死。

《三部九候论》曰：**形盛脉细，少气不足以息者死。**形盛者，脉亦盛，其常也。形盛脉细，脉不应形矣，甚而少气难以布息，死不旋踵。**形瘦脉大，胸中多气者死，**形小脉小，其常也。形瘦脉大，既不相应，甚而胸中多逆上之气，阴败阳孤，不死安待。**形气相得者生，**身形与脉气相得，如形小脉小、形大脉大是也。**参伍不调者病，**三以相参，伍以相类。谓之不调者，或大或小，或迟或疾，或滑或涩，不合常度，皆病脉也。三部九候皆相失者死。三部者，上中下三部，分天地人，分胸膈腹也。九候者，每部有浮中沉三候，三部各三，合而为九候也。或应浮大而反沉细，应沉细而反浮大，谓之相失，而不合于揆度也。

形肉已脱，九候虽调犹死。脾主肌肉，为脏之本。若肌肉脱则脾绝矣，九候虽调无益也。七诊虽见，九候皆从者不死。七诊者，独大、独小、独疾、独迟、独热、独寒、独陷下也。从，顺也，合也。脉顺四时之令及合诸经之体者，虽见七诊之脉，不至于死。

《阴阳别论》曰：凡持真脏之脉者，肝至悬绝，十八日死。悬绝者，真脏脉见，胃气已无，悬悬欲绝也。十八日者，为木金成数之余，金胜木而死也。心至悬绝，九日死。九日者，为火水生成数之余，水胜火也。肺至悬绝，十二日死。十二日，为金火生成数之余，火胜金也。肾至悬绝，七日死。七日者，为水土生数之余，土胜水也。脾至悬绝，四日死。四日者，为木生数之余，木胜土也。

《平人气象论》曰：妇人手少阴脉动甚者，妊子也。手少阴，心脉也。动甚者，流利滑动，血旺而然也，故当妊子。

《阴阳别论》曰：阴搏阳别，谓之有子。阴搏阳别，言阴脉搏动，与阳脉迥别也。阴阳二字所包者广，以左右言，则左为阳、右为阴；以部位言，则寸为阳、尺为阴；以九候言，则浮为阳、沉为阴。旧说以尺脉洪实为阴，与寸阳脉迥别似矣。然则手少阴脉动甚亦在寸也，何取于阳别之旨乎，故因会通诸种阴阳而后可决也。

《征四失论》曰：诊病不问其始，忧患饮食之失节，起居之过度，或伤于毒，不先言此，卒持寸口，何病能中？妄言作名，为粗所穷。此言临脉者，必先察致病之因，而后参之以脉，则阴阳虚实不致淆讹。若不问其始，是不求其生也。如忧患饮食，内因也；起居过度，外因也；伤于毒者，不内外因也。不先察其因而卒持寸口，自谓脉神，无假于问，岂知真假逆从？脉病原有不合者，仓卒一诊，安能尽中病情？妄言作名，欺世卖俗，误治伤生，损德不小矣。

愚按：脉者，血气之征兆也。病态万殊，尽欲以三指测其变化，非天下之至巧者，孰能与于斯？许叔微云：脉之理幽而难明，吾意所解，口莫能宣也，可以笔墨传、口耳授者，皆粗迹也。虽然，粗者未谙，精者从何而出？析而言之，二十四字犹嫌其略；约而归之，浮沉迟数已握其纲，所以脉不辨阴阳，愈索而愈惑也，阴阳之义已见于前阴搏阳别之条。又，滑伯仁曰：察脉须辨上、下、来、去、至、止，不明此六字，则阴阳不别也。上者为阳，来者为阳，至者为阳；下者为阴，去者为阴，止者为阴。上者，自尺上于寸，阳生于阴也。下者，自寸下于尺，阴生于阳也。来者，自骨肉而出于皮肤，气之升也。去者，自皮肤而还于骨肉，气之降也。应曰至，息曰止。此义至浅而至要，行远自迩，登高自卑，请事斯语矣。

藏　象

《灵兰秘典论》曰：心者，君主之官也，神明出焉。心者一身之主，故为君主之官。其藏神，其位南，有离明之象，故曰神明出焉。肺者，相傅之官，治节出焉。位高近君，犹之宰辅，故为相傅之官。肺主气，气调则脏腑诸官听其节制，无所不治，故曰治节出焉。肝者，将军之官，谋虑出焉。肝为震卦，壮勇而急，故为将军之官。肝为东方龙神，龙善变化，故为谋虑所出。胆者，中正之官，决断出焉。胆性刚直，为中正之官。刚直者善决断，肝虽勇急，非胆不断也。膻中者，臣使之官，喜乐出焉。胀论云：膻中者，心主之宫城也。贴近君主，故称臣使。脏腑之官，莫非王臣。此独泛言臣，又言使者，使令之臣，如内侍也。按十二脏内有膻中而无胞络，十二经内有胞络而无膻中，乃知膻中即胞络也。况喜笑属火，此云喜乐出焉，其配心君之府，较若列眉矣。脾胃者，仓廪之官，五味出焉。胃司纳受，脾司运化，皆为仓廪之官。五味入胃，脾实转输，故曰五味出焉。大肠者，传道之官，变化出焉。大肠居小肠之下，主出糟粕，是名变化传道。小肠者，受盛之官，化物出焉。小肠居胃之下，受盛胃之水谷而分清浊，水液渗于前，糟粕归于后，故曰化物。肾者，作强之官，伎巧出焉。肾处北方而主骨，宜为作强之官。水能化生万物，故曰伎巧出焉。三焦者，决渎之官，水道出焉。上焦如雾，中焦如沤，下焦如渎。三焦气治，则水道疏通，故名决渎之官。膀胱者，州都之官，津液藏焉，气化则能出矣。膀胱位居卑下，故为州都之官。经曰：水谷循下焦而渗入膀胱。盖膀胱有下口而无上口，津液之藏者，皆由气化渗入，然后出焉。旧说膀胱有上口而无下口者，非也此凡此十二官者，不得相失也。失则不能相使，而疾病作矣。故主明则下安，以此养生则寿，殁世不殆，以为天下则大昌。主明则十二官皆奉令承命，是以寿永。推此以治天下，则为明君而享至治。主不明则十二官危，使道闭塞而不通，形乃大伤，以此养生则殃，以为天下者，其宗大危。戒之戒之。君主不明，则诸臣旷职或谋不轨，自上及下，相使之道皆不相通，即不奉命也。在人身则大伤而命危，在朝廷则大乱而国丧矣。心为阳中之阳，独尊重之者，以阳为一身之主，不可不奉之，以为性命之根蒂也。

《六节藏象论》曰：心者，生之本，神之变也；其华在面，其充在血脉，为阳中之太阳，通于夏气。根本发荣之谓生，变化不测之谓神。心为太阳，生身之本也；心主藏神，变化之原也。心主血，属阳而升，是以华在面，充在血脉也。心居上为阳脏，又位于南离，故为阳中之太阳而通于夏也。肺者，气之本，魄之处也；其华在毛，其充在皮，为阳中之太阴，通于秋气。肺统气，气之本也。肺藏魄，魄之舍也。肺轻而浮，故其华其充乃在皮毛也。以太阴之经居至高之分，故为阳中之太阴而通于秋气也。肾者，主蛰，封藏之本，精之处也；其华在发，其充在骨，为阴中之少阴，通于冬气。位居亥子，职司闭藏，犹之蛰虫也。肾主水，受五脏六腑之精而藏之，精之处也。发色黑而为血之余，精足者血充，发受其华矣。肾之合，骨也，故充在骨。以少阴之经居至下之地，故为阴中之少阴，通于冬也。肝者，罢极之本，魂之居也；其华在爪，其充在筋，以生血气，其味酸，其色苍，此为阳中之少阳，通于春气。筋劳曰罢，主筋之脏是为罢极之本。肝主藏魂，非魂之居乎？爪者筋之余，充其筋者，宜华在爪也。肝为血海，自应生血；肝主春升，亦应生气。酸者木之味，苍者木之色，木旺于春，阳犹未壮，故为阳中之少阳，通于春气。脾、胃、大肠、小肠、三焦、膀胱者，仓廪之本，营之居也，名曰器，能化糟粕，转味而入出者也；其华在唇四白，其充在肌，其味甘，其色黄，此至阴之类，通于土气。六经皆受水谷，故均有仓廪之名。血为营，水谷之精气也，故为营之所居。器者，譬诸盛物之器也。胃受五谷，名之曰入。脾与大小肠、三焦、膀胱，皆主出也。唇四白者，唇之四围白肉际也。唇者脾之荣，肌者脾之合，甘者土之味，黄者土之色。脾为阴中之至阴，分旺四季，故通于土。六经皆为仓廪，皆统于脾，故曰至阴之类。凡十一脏取决于胆也。五脏六腑，其为十一脏，何为皆取决于胆乎？胆为奇恒之府，通全体之阴阳，况胆为春升之令，万物之生长化收藏，皆于此托初禀命也。

《灵枢·本输》曰：肺合大肠，大肠者，传道之府。心合小肠，小肠者，受盛之府。肝合胆，胆者，中清之府。脾合胃，胃者，五谷之府。肾合膀胱，膀胱者，津液之府也。少阳属肾，肾上连肺，故将两脏。此言脏腑各有所合，为一表一里也。将，领也。独肾将两脏者，以手少阳三焦正脉指天，散于胸中，而肾脉亦上连于肺。三焦之下腧属膀胱，而膀胱为肾之合，故三焦者亦合于肾也。夫三焦为中渎之府，膀胱为津液之府，肾以水脏而领水府，故肾得兼将两脏。本脏论曰肾合三焦、膀胱是也。三焦者，中渎之府也，水道出焉，属膀胱，是孤之府也。中渎者，身中之沟渎也。水之入于口而出于便者，必历三焦，故曰中渎之府，水道出焉。在本篇曰属膀胱，在血气形志篇曰少阳与心主为表里，盖在下者为阴，属膀胱而合肾水，在上者为阳，合胞络而通心火，三焦所以际上极下，象同六合，而无所不包也。十二脏中惟三焦独大，诸脏无与匹者，故称孤府。《难经》及叔和、启玄皆以三焦有名无形，已为误矣。陈无择创言三焦有形如脂膜，更属不经。《灵枢》曰：密理厚皮者，三焦厚。粗理薄皮者，三焦薄。又曰：勇士者，三焦理横。怯士者，其焦理纵。又曰：上焦出于胃上口，并咽以上贯膈而布胸中。中焦亦并胃中，出上焦之后，泌糟粕，蒸精液，化精微而为血。下焦者，别回肠，注于膀胱而渗入焉。水谷者，居于胃中，成糟粕，下大肠而成下焦。又曰：上焦如雾，中焦如沤，下焦如渎。既曰无形，何以有厚薄，何以有纵有横，何以如雾如沤如渎，何以有气血之别耶？

《金匮真言论》曰：东方青色，入通于肝，开窍于目，藏精于肝，其病发惊骇，其味酸，其类草木，其畜鸡，《易》曰：巽为鸡，东方风木之畜也。其谷麦，麦成最早，故应东方春气。其应四时，上为岁星，是以春气在头也，春气上升。其音角，其数八，《易》曰：天三生木，地八成之。是以知病之在筋也，其臭臊。《礼·月令》云其臭膻，膻即臊也。

南方赤色，入通于心，开窍于耳，阴阳应象论曰：心在窍为舌，肾在窍为耳。此云开窍于耳，则耳兼心肾也。藏精于心，故病在五脏，心为五脏之君，心病则五脏应之。其味苦，其类火，其畜羊，五常政大论曰其畜马，此云羊者，或因午未俱在南方耳。其谷黍，黍色赤，宜为心家之谷。五常政大论云其谷麦。二字相似，疑误也。其应四时，上为荧惑星，是以知病之在脉也，其音徵，其数七，地二生火，天七成之。其臭焦。焦为火气所化。

中央黄色，入通于脾，开窍于口，藏精于脾，故病在舌本，脾之脉连舌本，散舌下。其味甘，其类土，其畜牛，牛属丑而色黄。《易》曰：坤为牛。其谷稷，稷，小米也，粳者为稷，糯者为黍，为五谷之长，色黄属土。其应四时，上为镇星，是以知病之在肉也，其音宫，其数五，其臭香。

西方白色，入通于肺，开窍于鼻，藏精于肺，故病在背，肺虽在胸中，实附于背也。其味辛，其类金，其畜马，肺为乾象，《易》曰：乾为马。其谷稻，稻色白，故属金。其应四时，上为太白星，是以知病之在皮毛也，其音商，其数九，地四生金，天九成之。其臭腥。

北方黑色，入通于肾，开窍于二阴，藏精于肾，故病在谿，气穴论云：肉之大会为谷，肉之小会为谿。谿者，水所流注也。其味咸，其类水，其畜彘，《易》曰：坎为水。其谷豆，黑者属水。其应四时，上为辰星，是以知病之在骨也，其音羽，其数六，天一生水，地六成之。其臭腐。腐为水气所化。《礼·月令》云：其臭朽。朽即腐也。

《阴阳应象大论》曰：东方生风，风生木，木生酸，酸生肝，肝生筋，筋生心，木生火也。肝主目。其在天为玄，玄者，天之本色，此总言五脏，不专指肝也。在人为道，道者，生天生地生物者也。肝主生生之令，故比诸道。在地为化。化，生化也。自无而有，自有而无，总名曰化。肝主春生，故言化耳。化生五味，道生智，生意不穷，智所由出。玄生神，玄冥之中，不存一物，不外一物，莫可名状，强名曰神。按："在天为玄"至此六句，以下四脏皆无，独此有之，以春贯四时，元统四德，盖兼五行六气而言，非独指东方也。观天元纪大论有此数语，亦总贯五行，义益明矣。神在天为风，飞扬散动，周流六虚，风之用也，六气之首也。在地为木，在体为筋，在脏为肝，在色为苍，在变动为握，握者，筋之用也。在窍为目，在味为酸，在志为怒。怒伤肝，悲胜怒；悲为肺志，金胜木也。风伤筋，燥胜风；燥为肺气，金胜木也。酸伤筋，辛胜酸。辛为肺味，金胜木也。

南方生热，热生火，火生苦，苦生心，心生血，血生脾，火生土也。心主舌。舌为心之官也。其在天为热，在地为火，在体为脉，在脏为心，在色为赤，在音为徵，在声为笑，在变动为忧，心有余则笑，不足则忧。在窍为舌，在味为苦，在志为喜。喜伤心，恐胜喜；恐为肾志，水胜火也。热伤气，壮火食气。寒胜热；水胜火也。苦伤气，苦为心味，气属金家，火克金也。苦为大寒，气为阳主，苦则气不和也。咸胜苦。咸为肾味，水克火也。

中央生湿，湿生土，土生甘，甘生脾，脾生肉，肉生肺。土生金也。脾主口，其在天为湿，在地为土，在体为肉，在脏为脾，在色为黄，在音为宫，在声为歌，在变动为哕，在窍为口，在味为甘，在志为思。思伤脾，怒胜思；木胜土也。湿伤肉，风胜湿；木胜土也。甘伤肉，酸胜甘。木味胜土。

西方生燥，燥生金，金生辛，辛生肺，肺生皮毛，皮毛生肾。金生水也。肺主鼻，其在天为燥，在地为金，在体为皮毛，在脏为肺，在色为白，在音为商，在声为哭，悲哀则哭，肺之声也。在变动为欬，在窍为鼻，在味为辛，在志为忧。金气燥慄，故令人忧，忧甚则悲矣。忧伤肺，悲忧则气消。喜胜忧；热伤皮毛，寒胜热；水制火也。辛伤皮毛，苦胜辛。火制金也。

北方生寒，寒生水，水生咸，咸生肾，肾生骨髓，髓生肝。水生木也。肾主耳，其在天为寒，在地为水，在体为骨，在脏为肾，在色为黑，在音为羽，在声为呻，在变动为慄，寒则战慄，恐则战慄，肾水之象也。

在窍为耳，在味为咸，在志为恐。恐伤肾，恐则足不能行，恐则遗尿，恐则阳痿，是其伤也。思胜恐；土制水也。寒伤血，阴阳应象大论云：寒伤形，血为有形，形即血也。燥胜寒；燥则水涸，故胜寒。若五行之常，宜土湿胜水寒，然湿与寒同类，不能制也。咸伤血，甘胜咸。土胜水也。《新校正》云：在东方曰风伤筋，酸伤筋；中央曰湿伤肉，甘伤肉，是自伤也；南方曰热伤气，苦伤气；北方曰寒伤血，咸伤血，是伤我所胜也；西方云热伤皮毛，是所不胜伤己也，辛伤皮毛，是自伤也。五方所伤，有此三例不同。

《灵枢·本神》曰：天之在我者德也，地之在我者气也，德流气薄而生者也。理赋于天者德也，形成于地者气也，天地絪缊，德下流而气上薄，人乃生焉。故生之来谓之精，来者，所从来也。生之来，即有生之初也。阴阳二气各有其精，精者即天一生水，地六成之，为五行之最初，故万物初生，其来皆水。《易》曰男女媾精，万物化生是也。两精相搏谓之神，两精者，阴阳也。相搏者，交媾也。《易》曰：天数五，地数五，五位相得而各有合。周子曰：二五之精，妙合而凝，即两精相搏也。神者，至灵至变，无形无象，奈何得之精搏之后乎？天元纪大论曰：阴阳不测之谓神。《易》曰：知变化之道者，其知神之所为乎。神者，即虚极之本，生天生地者也。弥满乾坤，无之非是，故《易》曰神无方，即天之所以为天，地之所以为地者也。二五妙合之后，宛然小天地矣，故云。**随神往来者谓之魂，并精而出入者谓之魄**，阳神曰魂，阴神曰魄。人之生也，以气养形，以形摄气，气之神曰魂，形之灵曰魄，生则魂载于魄，魄检其魂，死则魂归于天，魄归于地。魂喻诸火，魄喻诸镜，火有光焰，物来便烧，镜虽照见，不能烧物。夫人梦有动作，身常静定，动者魂之用，静者魄之体也。夫精为阴，神为阳，魂为阳，魄为阴，故随神往来、并精出入，各从其类也。**所以任物者谓之心**，神虽藏于心，神无形而体虚，心有形而任物，君主之官，万物皆任也。**心有所忆谓之意**，心已起而未有定属者，意也。**意之所存谓之志**，意已决而确然不变者，志也。**因志而存变谓之思**，志虽定而反复计度者，思也。**因思而远慕谓之虑**，思之不已，必远有所慕。忧疑辗转者，虑也。**因虑而处物谓之智**。虑而后动，处事灵巧者，智也。五者各归所主之脏，而总统于心，故诸脏为臣使，而心为君主也。

心怵惕思虑则伤神，神伤则恐惧自失，破䐃脱肉，毛悴色夭，死于冬。神藏于心，心伤则神不安，失其主宰也。心者脾之母，心虚则脾亦薄，肉乃消瘦也。毛悴者，憔悴也。色夭者，心之色赤，赤欲如白裹朱，不欲如赭。火衰畏水，故死于冬。

脾愁忧而不解则伤意，意伤则悗乱，四肢不举，毛悴色夭，死于春。忧本伤肺，今以属脾者，子母相通也。忧则气滞而不运，故悗闷也。四肢禀气于胃，而不得至经，必因于脾乃得禀也，故脾伤则四肢不举。脾之色黄，黄欲如罗裹雄黄，不欲如黄土。土衰畏木，故死于春。

肝悲哀动中则伤魂，魂伤则狂忘不精，不精则不正，当人阴缩而挛筋，两胁骨不举，毛悴色夭，死于秋。悲哀亦肺之志，而伤肝者，金伐木也。肝藏魂，魂伤则或为狂乱，或为健忘。不精者，失见精明之常，则邪妄而不正也。肝主筋，故阴缩挛急。两胁者肝之分，肝败则不举。肝色青，青欲如苍璧之泽，不欲如蓝。木衰畏金，故死于秋。

肺喜乐无极则伤魄，魄伤则狂，狂者意不存人，皮革焦，毛悴色夭，死于夏。喜乐属心，而伤肺者，火乘金也。肺藏魄，魄伤则不能镇静而狂。意不存人者，旁若无人也。肺主皮，故皮革焦也。肺色白，白欲如鹅羽，不欲如盐。金衰畏火，故死于夏。

肾盛怒而不止则伤志，志伤则喜忘其前言，腰脊不可以俯仰屈伸，毛悴色夭，死于季夏。怒者肝志，而伤肾者，子母相通也。肾藏志，志伤则喜忘其前言。腰为肾之府，脊为肾之路，肾伤则不可俯仰屈伸。肾色黑，黑欲如重漆色，不欲如地苍。水衰畏土，故死于季夏。恐惧而不解则伤精，精伤则骨痠痿厥，精时自下。此亦肾伤也，特伤于本脏之志，为异于前耳。恐则气下，故精伤。肾主骨，精伤则骨痠。痿者阳之痿，厥者阳之衰。闭藏失职，则不因交感，精自下矣。

《经脉别论》曰：食气入胃，散精于肝，淫气于筋。精者，食之轻清者也。肝主筋，故胃家散布于肝，则浸淫滋养于筋也。食气入胃，浊气归心，淫精于脉，浊者，食之厚浊者也。心主血脉，故食气归心，则精气浸淫于脉也。**脉气流经，经气归于肺，肺朝百脉，输精于皮毛。**淫于脉者，必流于经，经脉流通必由于气，气主于肺，而为五脏之华盖，故为百脉之朝会。皮毛者，肺之合也，是以输精。**毛脉合精，行气于府，**肺主毛，心主脉，肺藏气，心生血，一气一血奉以生身，一君一相皆处其上，而行气于气府，即膻中也。**府精神明，留于四脏，气归于权衡，**膻中即心胞络，为心之府，权所受之精，还禀命于神明，神明属心，五脏之君主。留当作流。流其精于四脏，则四脏之气咸得其平，而归于权衡矣。权衡者，平也，故曰主明则下安，主不明则十二官危。**权衡以平，气口成寸，以决死生。**脏腑既平，必朝宗于气口，成一寸之脉，以决死生也。

饮入于胃，游溢精气，上输于脾，脾气散精，上归于肺，水饮入胃，先输于脾，是以中焦如沤也。脾气散精，朝于肺部，象地气上升而蒸为云雾，是以上焦如雾也。**通调水道，下输膀胱。**肺气营运，水随而注，故通调水道，下输膀胱，是以下焦如渎也。若气不能下化，则小便不通，故曰膀胱者，州都之官，津液藏焉，气化则能出矣。水精四布，五经并行，合于四时五脏阴阳，揆度以为常也。脉化气以行水，分布于四脏，则五脏并行矣。合于四时者，上输象春夏之升，下输象秋冬之降也。五脏阴阳者，即散精、淫精、输精是也。如是则不愆于道揆法度矣，故以为常也。

《五运行大论》：帝曰：病之生变何如？岐伯曰：气相得则微，不相得则甚。相得者，彼此相生，则气和而病微。不相得者，彼此相克，则气乘而病甚。帝曰：主岁何如？岐伯曰：气有余，则制己所胜而侮所不胜；其不及，则己所不胜侮而乘之，己所胜轻而侮之。主岁，谓五运六气各有所主之岁也。己所胜，我胜彼也。所不胜，彼胜我也。假令木气有余，则制己所胜，而土受其克，湿化乃衰。侮所不胜，则反受木之侮也。木气不足，则己所不胜者，金来侮之。己所胜者，土亦侮之。侮反受邪，侮而受邪，寡于畏也。恃我能胜，侮之太甚，则有胜必复，反受其邪。如木来克土，侮之太甚，则脾土之子，实肺金也，乘木之虚，来复母仇。如吴王起倾国之兵，与中国争，越乘其虚，遂入而灭吴矣。此因侮受其邪，五行胜复之自然者也。

内经知要

《灵枢·决气》曰：**两神相搏，合而成形，常先身生，是谓精**。两神相搏，即阴阳交媾，精互而成形，精为形先也。本神篇曰两精相搏谓之神，此又曰两神云云者，盖神为精宰，精为神用，神中有精，精中亦有神也。盖以见神之虚灵，无在不有，精且先身而生，神复先精而立，前乎无始，后乎无终，知此者可与言神矣。**上焦开发，宣五谷味，熏肤充身泽毛，若雾露之溉，是谓气**。气属阳，本乎天者亲上，故在上焦开发宣布，上焦如雾者是也。邪客篇云：宗气积于胸中，出于喉咙，以贯心肺而行呼吸焉。刺节真邪论曰：真气受于天，与谷气并而充身者也。营卫篇曰：人受气于谷，谷入于胃，以传于肺，五脏六腑皆以受气。故能熏肤充身泽毛。**腠理发泄，汗出溱溱，是谓津**。津者，阳之液。汗者，津之发也。**谷入气满，淖泽注于骨，骨属屈伸泄泽，补益脑髓，皮肤润泽，是谓液**。液者，阴之精。谷入于胃，气满而化液，故能润骨。骨受润，故能屈伸。经脉流，故能泄泽。内而补脑髓，外而润皮肤，皆液也。**中焦受气取汁，变化而赤，是谓血**。水谷必入于胃，故中焦受谷，运化精微，变而为汁，又变而赤，以奉生身，是名为血。**壅遏营气，令无所避，是谓脉。**壅遏者，堤防也，犹道路之界，江河之岸也，俾营气无所避而必行其中者，谓之脉。脉者，非气非血，所以行气行血者也。

精脱者，耳聋；耳为肾窍，精脱则耳失其用矣。**气脱者，目不明；**脏腑之阳气皆上注于目，气脱则目失其用矣。**津脱者，腠理开，汗大泄；**汗，阳津也。汗过多则津必脱，故曰汗多亡阳。**液脱者，骨属屈伸不利，色夭，脑髓消，胫痠，耳数鸣；**液脱则骨髓枯，故屈伸不利、脑消胫痠、色亦枯夭也。耳鸣者，液脱则肾虚也。**血脱者，色白，夭然不泽。**色之荣者，血也。血脱者，色必枯白也。

愚按：脏腑攸分，固微渺也，指而列之，则有象可按矣。古之至神者，若见垣，若内照，咸用此耳。然变变化化有不可以常法律者，则象也而神矣，故曰废象者暗行，胶象者待兔。

内经知要

卷　下

经　络

《灵枢·经脉》曰：肺手太阴之脉，起于中焦，手之三阴，从脏走手，故手太阴肺脉起于中焦，当胃之中脘也。十二经者，营也，故曰营行脉中。首言肺者，肺朝百脉也，循序相传，尽于肝经，终而复始，又传于肺，是为一周。下络大肠，肺与大肠为表里，故络大肠。凡十二经相通，各有表里，在本经者曰属，他经者曰络。还循胃口，还，复也。循，绕也。下络大肠，还上循胃口。上膈属肺，身中膈膜，居心肺之下，前齐鸠尾，后齐十一椎，周围相着，以隔浊气，不使熏于肺也。从肺系横出腋下，肺系，喉咙也。腋下者，膊下胁上也。下循臑内，臑者，膊之内侧，上至腋、下至肘也。行少阴心主之前，少阴者，心也。心主者，胞络也。手之三阴，太阴在前、厥阴在中、少阴在后。下肘中，循臂内，膊与臂之交曰肘。内者，内侧也。上骨下廉，入寸口，骨，掌后高骨也。下廉，骨下侧也。寸口，即动脉也。上鱼，循鱼际，手腕之上、大指之下，肉隆如鱼，故曰鱼。寸口之上、鱼之下曰鱼际穴。出大指之端，端，指尖也，手太阴肺经止于此。其支者，从腕后直出次指内廉，出其端。支者，如木之枝也。正经之外，复有旁分之络。此本经别络，从腕后直出次指之端，交商阳穴，而接手阳明经也。

大肠手阳明之脉，起于大指次指之端，次指，食指也。手之三阳，从手至头。循指上廉，出合谷两骨之间，上廉，上侧也。凡诸经脉，阳行于外，阴行于内，后诸经皆同。合谷，穴名。两骨，即大指次指后歧骨也，俗名虎口。上入两筋之中，腕中上侧两筋陷中，阳溪穴也。循臂上廉，入肘外廉，上臑外前廉，上肩，出髃骨之前廉，肩端骨罅为髃骨。上出于柱骨之会上，背之上颈之根，为天柱骨。六阳皆会于督脉之大椎，是为会上。下入缺盆络肺，下膈属大肠；自大椎而前，入缺盆络肺，复下膈，当脐旁，属于大肠。其支者，从缺盆上颈贯颊，入下齿中，耳下曲处为颊。还出挟口，交人中，左之右，右之左，上挟鼻孔。人中，即督脉之水沟穴。由人中而左右互交，上挟鼻孔，手阳明经止于此，自山根交承泣而接足阳明经也。

　　胃足阳明之脉，起于鼻交頞中，頞，鼻茎也，又名山根。足之三阳，从头走足。旁纳太阳之脉，纳，入也。足太阳起于目内眦，与頞交通。下循鼻外，入上齿中，还出挟口环唇，下交承浆，环，绕也。承浆，任脉穴。却循颐后下廉，出大迎，腮下为颔，颔下为颐。循颊车，上耳前，过客主人，循发际，至额颅；颊车在耳下，本经穴也。客主人在耳前，足少阳经穴也。发之前际为额颅。其支者，从大迎前下人迎，循喉咙，入缺盆，下膈属胃络脾；络脾者，胃与脾为表里也。其直者，从缺盆下乳内廉，下挟脐，入气街中；气街，即气冲也，在毛际两旁鼠蹊上一寸。其支者，起于胃口，下循腹里，下至气街中而合，胃口者，胃之下口，即幽门也。支者与直者，会合于气街。以下髀关，抵伏兔，下膝膑中，下循胫外廉，下足跗，入中指内间；抵，至也。髀关、伏兔，皆膝上穴也。膝盖曰膑，骱骨曰胫，足面曰跗。由跗而入足之中指内间，足阳明经止于此。其支者，下廉三寸而别，下入中指外间；其支者，别跗上，入大指间，出其端。阳明别络，入中指外间。又其支者，别行入大指间，斜出足厥阴行间之次，循大出其端，而接足太阴经也。

脾足太阴之脉，起于大指之端，足之三阴，从足走腹，故足太阴脉发于此。循指内侧白肉际，过核骨后，上内踝前廉，核骨，在足大指本节后内侧圆骨也，滑氏误作孤拐骨。上端音传内，循胫骨后，交出厥阴之前，足肚曰踹。交出厥阴之前，即地机、阴陵泉也。上膝股内前廉，股，大腿也。前廉者，上侧也，当血海、箕门之次。入腹属脾络胃，脾胃为表里，故属脾络胃。上膈挟咽，连舌本，散舌下；其支者，复从胃别上膈，注心中。足太阴外行者，由腹上府舍、腹结等穴，散于胸中而止于大包。其内行而支者，自胃脘上膈注心而接手少阴经也。

心手少阴之脉，起于心中，出属心系，心当五椎之下，其系有五，上系连肺，肺下系心，心下三系连脾、肝、肾，故心通五脏而为之主也。下膈络小肠，心与小肠为表里，故下膈当脐上二寸，下脘之分络小肠也。其支者，从心系上挟咽，系目系；其直者，复从心系却上肺，下出腋下，出腋下，上行极泉穴，手少阴经行于外者始此。下循臑内后廉，行太阴、心主之后，臑内后廉，青灵穴也。手之三阴，少阴居太阴、厥阴之后。下肘内，循臂内后廉，抵掌后锐骨之端，手腕下踝为锐骨，神门穴也。入掌内后廉，循小指之内，出其端。手少阴经止于此，乃交小指外侧，而接手太阳经也。滑氏曰：心为君主，尊于他脏，故其交经授受，不假支别云。

小肠手太阳之脉，起于小指之端，循手外侧上腕，出踝中，前谷、后溪、腕骨等穴。直上循臂骨下廉，出肘内侧两筋之间，循臂下廉、阳谷等穴。出肘内侧两骨尖陷中，小海穴也。上循臑外后廉，行手阳明、少阳之外。出肩解，绕肩胛，交肩上，肩后骨缝曰肩解。肩胛者，臑腧、天宗等处。肩上者，秉风、曲垣等穴，左右交于两肩之上，会于督脉之大椎。入缺盆络心。心与小肠为表里。循咽下膈，抵胃属小肠，循咽下膈抵胃，当脐上二寸，属小肠，此本经之行于内者。其支者，从缺盆循颈上颊，至目锐眦却入耳中；其支行于外者，出缺盆，循颈中之天窗、上颊后之天容，由颧髎以入耳中听宫穴也，手太阳经止于此。其支者，别循颊上抵鼻，至目内眦，斜络于颧。目下为䪼，目内角为内眦。颧，即颧髎穴，手太阳自此交目内眦，而接足太阳经也。

膀胱足太阳之脉，起于目内眦，上额交巅；由攒竹上额，历曲差、五处等穴。自络却穴左右斜行，而交于巅顶之百会。其支者，从巅至耳上角；支者，由百会旁行，至耳上角，过足少阳之曲鬓、率谷、天冲、浮白、窍阴、完骨，故此六穴者皆足太阳、少阳之会。其直者，从巅入络脑，自百会、通天、络郄、玉枕，入络于脑。还出别下项，循肩膊内，挟脊抵腰中，脑后复出别下项，由天柱而下会督脉之大椎、陶道，却循肩膊内作四行而下，挟脊抵腰。入循膂，络肾属膀胱；肾与膀胱为表里也。夹脊两旁之肉曰膂。其支者，从腰中，下挟脊，贯臀，入腘中；尻旁大肉曰臀。膝后曲处曰腘。其支者，从膊内左右，别下贯胛，挟脊内，此支言肩膊内，大杼下，外两行也。左右贯胛，去脊各三寸别行，历附分、魄户、膏肓等穴，挟脊下过髀枢。过髀枢，循髀外，从后廉下合腘中，会于足少阳之环跳，循髀外后廉，去承扶一寸五分之间下行，复与前之入腘中者相会合。以下贯踹内，出外踝之后，循京骨，至小指外侧。小指本节后大骨曰京骨，足太阳经穴止此，乃交于小指之下，而接足少阴经也。

　　肾足少阴之脉，起于小指之下，邪走足心，出于然谷之下，循内踝之后，别入跟中，然谷，在内踝前、大骨下。内踝之后，别入跟中，即太溪、大钟等穴。以上踹内，出腘内廉，上股内后廉，贯脊属肾络膀胱；上股内后廉，结于督脉之长强。以贯脊而后属于肾，前当关元、中极，而络于膀胱，相为表里也。其直者，从肾上贯肝膈，入肺中，循喉咙，挟舌本；其直行者，从肓俞属肾处上行，循商曲、石关、阴都、通谷诸穴，贯肝，上循幽门上膈，历于步廊，入肺中，循神封、灵墟、神藏、彧中、俞府，而上循喉咙，并人迎，挟舌本而终。其支者，从肺出络心，注胸中。支者，自神藏之际，从肺络心至胸，以上俞府诸穴，足少阴经止于此，而接手厥阴经也。

　　心主手厥阴心胞络之脉，起于胸中，心主者，心之所主也。胞络为心之府，故名。出属心胞络，下膈，历络三焦，胞络为心君之外卫，三焦为脏腑之外卫，故为表里而相络。诸经皆无历字，独此有之，达上中下也。其支者，循胸出胁，下腋三寸，腋下三寸天池，手厥阴经穴始此。上抵腋下，循臑内，行太阴、少阴之间，上抵腋下之天泉，循臑内行太阴、少阴之间，以手之三阴，厥阴在中也。入肘中，下臂行两筋之间，入肘中，曲泽也。下臂行两筋之间，郄门、间使、内关、大陵也。入掌中，循中指出其端，掌中，劳宫也。中指端，中冲也，手厥阴经止于此。其支者，别掌中，循小指次指出其端。次指者，无名指也。支者自劳宫别行无名指端，而接乎手少阳经也。

三焦手少阳之脉，起于小指次指之端，上出两指之间，即小指次指之间，液门、中渚穴。循手表腕，出臂外两骨之间，手表腕，阳池也。臂外两骨间，外关、支沟等穴。上贯肘，循臑外上肩，而交出足少阳之后，上贯肘之天井，循臑外历清冷渊、消泺、臑会，上肩髎，自天髎而交出足少阳之后也。入缺盆，布膻中，散络心包，下膈，循属三焦；内行者入缺盆，复由足阳明之外

下布膻中，散络心包，相为表里。自上焦下膈，循中焦
以约下焦。其支者，从膻中上出缺盆，上项，系耳后，
直上出耳上角，以屈下颊至䪼；其支行于外者，自膻中
上缺盆，会于督脉之大椎，循天髎，系耳后之翳风、瘈
脉、颅息，出耳上角，过足少阳之悬厘、颔厌，下行耳
颊至䪼。其支者，从耳后入耳中，出走耳前，过客主
人，前交颊，至目锐眦。此支从耳后翳风入耳中，过手
太阳之听宫，出走耳前，过足少阳之客主人，交颊上丝
竹空，至目锐眦，会于瞳子髎，手少阳经止于此，而接
足少阳经也。

　　胆足少阳之脉，起于目锐眦，上抵头角，下耳后，
由听会、客主人抵头角，下耳后，行天冲、浮白、窍
阴、完骨。循颈行手少阳之前，至肩上，却交出手少阳
之后，入缺盆；循颈过手少阳之天髎，行少阳之前，下
至肩上，循肩井，复交出手少阳之后，过督脉之大椎，
而入于足阳明缺盆之外。其支者，从耳后入耳中，出走
耳前，至目锐眦后；从耳后颞颥，过手少阳之翳风，过
手太阳之听宫，出走耳前，复自听会至目锐眦。其支
者，别锐眦，下大迎，合于手少阳，抵于䪼，支者，

别自目外眦，下足阳明大迎，由手少阳之丝竹、和髎而抵于颐。下加颊车，下颈合缺盆，自颊车下颈，循本经之前，与前之入缺盆者会合。以下胸中，贯膈络肝属胆，循胁里，出气街，绕毛际，横入髀厌中；下胸当手厥阴天池之分贯膈，足厥阴期门之分络肝，本经日月之分属胆而相为表里，乃循胁里由足厥阴章门下行，出足阳明气街，绕毛际，合于足厥阴以横入髀厌中环跳穴。其直者，从缺盆下腋，循胸过季胁，下合髀厌中，直而行于外者，从缺盆下行，复与前之入髀厌者会合。以下循髀阳，出膝外廉，下外辅骨之前，髀阳，髀之外侧也。辅骨，膝两旁高骨也。由髀阳历中渎、阳关，出膝外廉，下外辅骨之前，自阳陵泉以下阳交等穴。直下抵绝骨之端，下出外踝之前，循足跗上，入小指次指之间；外踝上骨际曰绝骨，阳辅穴也。下行悬钟，循足面入小指次指之间，至窍阴穴，足少阳经止于此。其支者，别跗上，入大指之间，循大指歧骨内出其端。还贯爪甲，出三毛。足大指次指本节后骨缝为歧骨。大指爪甲后二节间为三毛，自此接足厥阴经。

　　肝足厥阴之脉，起于大指丛毛之际，丛毛，即三毛

内经知要

也。上循足跗上廉，去内踝一寸，足面上，行间、太冲也。内踝一寸，中封也。上踝八寸，交出太阴之后，上腘内廉，上踝过足太阴之三阴交，历蠡沟、中都，交出太阴之后，上腘内廉，至膝关、曲前也。循股阴，入毛中，过阴器，股阴，内侧也。循股内之阴包、五里、阴廉，上会于足太阴之冲门、府舍，入阴毛中急脉，左右相交，环绕阴器而会于任脉之曲骨。抵小腹，挟胃属肝络胆，入小腹会于任脉之中极、关元，循章门至期门，挟胃属肝，下足少阳日月之所络胆，肝胆相为表里也。上贯膈，布胁肋，贯膈行足太阴食窦之外，大包之里布胁肋，上足少阳渊腋、手太阴云门，足厥阴经穴止此。循喉咙之后，上入颃颡，连目系，上出额，与督脉会于巅；颃颡，咽颡也。目内深处为目系。其内行而上者，循喉咙后入颃颡，行足阳明大迎、地仓、四白之外，内连目系，上出足少阳阳白之外，临泣之里，与督脉会于巅之百会穴。其支者，从目系下颊里，环唇内；从目系下行任脉之外，本经之里，下颊环唇。其支者，复从肝别贯膈，上注肺。从前期门属肝之所，行足太阴食窦之外，本经之里，别贯膈上注肺。下行挟中脘之分，复接手太阴肺经，十二经一周已尽也。

《骨空论》曰：任脉者，起于中极之下，以上毛际，循腹里，上关元，至咽喉，上颐循面入目。以下任、督、冲、跷皆奇经也，无表里配合，故谓之奇。中极，任脉穴也，在曲骨上一寸。中极之下为胞宫，任、督、冲三脉皆起于胞宫而出于会阴。任由会阴而行腹，督由会阴而行背，冲由会阴出，并少阴而散胸中。

冲脉者，起于气街，并少阴之经，侠脐上行，至胸中而散。起者，外脉所起，非发源也。气街，即气冲，在毛际两旁。起于气街，并足少阴之经，会于横骨、大赫等十一穴，侠脐上行，至胸中而散，此冲脉之前行者也。然少阴之脉上股内后廉，贯脊属肾，冲脉亦入脊内伏冲之脉。然则冲脉之后行者，当亦并少阴无疑也。

任脉为病，男子内结七疝，女子带下瘕聚。任脉自前阴上毛际，行腹里，故男女之为病若此也。冲脉为病，逆气里急。冲脉侠脐上行至胸，气不顺则逆，血不和则急也。督脉为病，脊强反折。督脉贯脊，故病如此。

督脉，起于少腹以下骨中央，女子入系廷孔，少腹乃胞宫之所居。骨中央者，横骨下近外之中央也。廷，

内经知要

正也，直也。廷孔，溺孔也。**其孔，溺孔之端也**。女人溺孔在前阴中横骨之下，孔之上际谓之端，乃督脉外起之所。虽言女子，然男子溺孔亦在横骨下中央，第为宗筋所函，故不见耳。**其络循阴器，合篡间，绕篡后**，篡者，交篡之义，即前后二阴之间也。**别绕臀，至少阴，与巨阳中络者合少阴，上股内后廉，贯脊属肾**，足少阴之脉，上股内后廉。足太阳之脉，外行者过髀枢，中行者挟脊贯臀，故此督脉之别，绕臀至少阴之分。与巨阳中络者，合少阴之脉并行，而贯脊属肾也。**与太阳起于目内眦，上额交巅，上入络脑，还出别下项，循肩膊内，侠脊抵腰中，入循膂络肾**；此亦督脉之别络，并足太阳经上头下项，侠脊抵腰，复络于肾。**其直行者，自尻上脊下头，由鼻而至人中也**。**其男子循茎下至篡，与女子等，其少腹直上者，贯脐中央，上贯心，入喉上颐环唇，上系两目之下中央**。此自小腹直上者，皆任脉之道，而此列为督脉，启玄子引古经云：任脉循背谓之督脉。自少腹直上者，谓之任脉，亦谓之督脉。**此生病，从少腹上冲心而痛，不得前后，为冲疝**；此督脉自脐上贯心，故为病如此，名为冲疝，实兼冲、任而为病也。

其女子不孕、癃痔、遗溺、嗌干。女子诸症，虽由督脉所生，实亦任、冲之病。王氏曰：任脉者，女子得之以任养也。冲脉者，以其气上冲也。督脉者，督领诸脉之海也，三脉皆由阴中而上，故其病如此。**督脉生病治督脉，治在骨上，甚者在齐下营。**骨上，谓曲骨上毛际中。齐下营，谓脐下一寸阴交穴也，皆任脉之穴，而治督脉之病，正以脉虽有三，论治但言督脉，而不云任、冲，所用之穴亦以任为督，可见三脉同体，督即任、冲之纲领，任、冲即督之别名耳。

《灵枢·脉度》曰：跷脉者，少阴之别，起于然谷之后，跷脉有二，曰阴跷、曰阳跷。少阴之别，肾经之别络也。然谷之后，照海也。此但言阴跷，未及阳跷，惟《缪刺论》曰：邪客于足阳跷之脉，刺外踝之下半寸所。盖阳跷为太阳之别，故《难经》曰：阳跷脉起于跟中，循外踝上行入风池。阴跷者，亦起于跟中，循内踝上行至咽喉，交贯冲脉。故阴跷为足少阴之别，起于照海；阳跷为足太阳之别，起于申脉，庶得其详也。**上内踝之上，直上循阴股入阴，上循胸里入缺盆，上出人迎之前入，属目内眦，合于太阳、阳跷而上行，气并相还**

则为濡目，气不荣则目不能合。自内踝直上，入阴循胸，皆并足少阴上行也。然足少阴之直者，循喉咙而挟舌本，此则入缺盆，上出人迎之前入𩑶，属目内眦，以合于足太阳之阳跷，是跷脉有阴阳之异也。阴跷、阳跷之气并行回还而濡润于目，若跷气不荣，则目不能合。

按：阴维脉起于诸阴之交，其脉发于足少阴筑宾穴，为阴维之郄，在内踝上五寸腨肉分中。上循股内廉，上行入少腹，会足太阴、厥阴、少阴、阳明于府舍，上会足太阴于大横、腹哀，循胁肋会足厥阴于期门，上胸膈挟咽，与任脉会于天突、廉泉，上至顶泉而终。

阳维脉起于诸阳之会，其脉发于足太阳金门穴，在足外踝下一寸五分，上外踝七寸，会足少阳于阳交，为阳维之郄。循膝外廉，上髀厌，抵小腹侧，会足少阳于居髎，循胁肋，斜上肘，上会手阳明、足太阳于臂臑，过肩前，与手少阳会于臑会、天髎，却会手足少阳、足阳明于肩井，入肩后，会手太阳、阳跷于臑俞，上循耳后，会手足少阳于风池，上脑空、承灵、正营、目窗、临泣，下额与手足少阳、阳明五脉会于阳白，循头入耳，上至本神而止。

带脉起于季胁足厥阴之章门穴，同足少阳循带脉，围身一周如束带然，又与足少阳会于五枢、维道。

　　二跷为病，苦癫痫寒热，皮肤淫痹，少腹痛，里急，腰及髋窈下相连阴中痛，男子阴疝，女子漏下。

　　二维为病，阴阳不能相维，则怅然失志，溶溶不能自收持。阳维为病苦寒热，阴维为病苦心痛。阳维主表，阴维主里。

　　带脉为病，腹满，腰溶溶如坐水中，妇人小腹痛，里急后重，瘈疭，月事不调，赤白带下。

　　李濒湖云：奇经八脉者，阴维也、阳维也、阴跷也、阳跷也、冲也、任也、督也、带也。阳维起于诸阳之会，由外踝而上行于卫分。阴维起于诸阴之交，由内踝而上行于营分，所以为一身之纲维也。阳跷起于跟中，循外踝上行于身之左右。阴跷起于跟中，循内踝上行于身之左右，所以使机关之跷捷也。督脉起于会阴，循背而行于身之后，为阳脉之总督，故曰阳脉之海。任脉起于会阴，循腹而行于身之前，为阴脉之承任，故曰阴脉之海。冲脉起于会阴，夹脐而行，直冲于上，为诸脉之冲要，故曰十二经之海。带脉则横围于腰，状如束带，所以总约诸脉者也。是故阳维主一身之表，阴维主一身之里，以乾坤言也。阳跷主一身左右之阳，阴跷主一身左右之阴，以东西言也。督主身后之阳，任、冲主身前之阴，以南北言也。带脉横束诸脉，以六合言也。是故医而知乎八脉，则十二经十五络之大旨得矣。

愚按：直行曰经，旁支曰络。经有十二，手之三阴三阳、足之三阴三阳也。络有十五者，十二经各有一别络，而脾又有一大络，并任、督二络，为十五络也。合计二十七气，如泉之流，不舍昼夜，阴脉营于五脏，阳脉营于六腑，终而复始，如环无端。其流溢之气入于奇经，转相灌溉，八脉无表里配合，不成偶，故曰奇也。正经犹沟渠，奇经犹湖泽，譬之雨降沟盈，溢于湖泽也。脏腑者，经络之本根。经络者，脏腑之枝叶。谙于经络，则阴阳表里、气血虚实了然于心目。初学者必先于是，神良者亦不外于是。第粗工昧之，诋其迂远不切；智士察之，谓其应变无穷耳。

治 则

《阴阳应象大论》曰：阴阳者，天地之道也，万物之纲纪，变化之父母，生杀之本始，神明之府也，治病必求其本。此明天地万物，变化生杀，总不出于阴阳，察乎此者可以当神明矣。故治病者万绪纷然，必求于本，或本于阴，或本于阳，阴阳既得，病祟焉逃。芩连姜附，尽可回春；参术硝黄，并能起死。此之未辨，畏攻畏补，忧热忧寒，两歧必至于误生，广络遗讥于圣哲，本顾可弗求乎哉。

《至真要大论》曰：谨守病机，各司其属，有者求之，无者求之，盛者责之，虚者责之，必先五胜，疏其血气，令其调达而致和平。此言病状繁多，各宜细察，然总不外于虚实也。谨守者，防其变动也。病而曰机者，状其所因之不齐，而治之不可不圆活也。属者，有五脏之异、六腑之异、七情之异、六气之异、贵贱之异、老少之异，禀畀有虚实之异，受病有标本之异，风气有五方之异，运气有胜复之异，情性有缓急之异，有常贵后贱之脱营，常富后贫之气离守，各审其所属而司其治也。"有者求之"二句，言一遇病症，便当审其所属之有无也。"盛者责之"二句是一章之大纲，于各属有无之间分别虚实而处治也。然至虚似实，大实似虚，此又不可不详为之辨也。必先五胜者,如木欲实,金当平之之类是也。疏其血气,非专以攻伐为事,或补之而血气方行,或温之而血气方和,或清之而血气方治,或通之而血气方调,正须随机应变,不得执一定之法,以应无穷之变也。此治虚实之大法,一部《内经》之关要也。

君一臣二,奇之制也;君二臣四,偶之制也;君二臣三,奇之制也;君二臣六,偶之制也。君者,品味少而分两多。臣者,品味多而分两少。奇制从阳,偶制从阴。故曰:近者奇之,远者偶之;汗者不可以偶,下者不可以奇;病在上者为近,属阳,故用奇方,取其轻而缓也;病在下者为远,属阴,故用偶方,取其重而急也。汗者不以偶,阴沉不能达表也;下者不以奇,阳升不能降下也。补上治上制以缓,补下治下制以急,急则气味厚,缓则气味薄。适其至所,此之谓也。上药宜缓,欲其曲留上部;下药宜急,欲其直达下焦。欲急者,须气味之厚;欲缓者,须气味之薄。缓急得宜,厚薄合度,则适其病至之所,何患剂之弗灵乎。病所远而中道气味之者,食而过之,无越其制度也。病之所在远，而药则必由于胃，用之无法则药未达病所，则中道先受其气味矣。当于食为度，而使远近适宜，是过之也。过，犹达也。欲其近者，药在食后，则食载药而留止于上。欲其远者，药在食前，则食坠药而疾走于下。服药有疾徐，根梢有升降，气味有缓急，药剂有汤丸膏散，各须合法，无越其度也。是故平气之道，近而奇偶，制小其服也；远而奇偶，制大其服也。大则数少，小则数多，多则九之，少则二之，近病远病，各有阴阳表里之分，故远方近方，各有奇偶相兼之法，或方奇而分两偶，或方偶而分两奇，此奇偶互用也。近而奇偶，制小其服，小则数多而尽于九，盖数多则分两轻，性力缓而仅及近病也。远而奇偶，制大其服，大则数少而止于二，盖数少则分两重，性力专而直达远病也。是皆奇偶互用法之变也。奇之不去则偶之，是谓重方。偶之不去，则反佐以取之，所谓寒热温凉，反从其病也。此变通之法也。始用药奇而病不去，变而为偶，奇偶迭用，是曰重方。重者，复也。若偶之而又不去，则当求其微甚真假，反佐以取之。反佐者，顺其性也，如以热治寒而寒拒热，则反佐以寒而入之；以寒治热而热格寒，则反佐以热而入之。又如寒药热服，热药冷服，皆变通之妙用也。王太仆曰：热与寒背，寒与热违，微小之热为寒所折，微小之冷为热所消，大寒大热必能与违性者争，与异气者格，是以圣人反其佐以同其气，令声应气求也。

辛甘发散为阳，酸苦涌泄为阴，咸味涌泄为阴，淡味渗泄为阳，六者或收或散，或缓或急，或燥或润，或软或坚，以所利而行之，调其气使其平也。涌，吐也。泄，泻也。渗泄，利小便也。辛主散主润，甘主缓，酸主收主急，苦主燥主坚，咸主软，淡主渗泄，各因其利而行之，气可平矣。

寒者热之，热者寒之，微者逆之，甚者从之，义见上。坚者削之，客者除之，劳者温之，结者散之，留者攻之，燥者濡之，急者缓之，散者收之，损者益之，逸者行之，惊者平之，上者下之，摩者浴之，薄者劫之，开者发之，适事为故。温之，甘温能除大热也。逸，即安逸也。饥饱劳逸皆能成病，过于逸则气脉凝滞，故须行之。上者，吐也。摩者，按摩也。薄者，即薄兵城下之义。适事为故，犹云中病为度，适可而止，毋太过以伤正，毋不及以留邪也。

逆者正治，从者反治，从少从多，观其事也。从少谓一从而二逆，从多为二从而一逆也。事即病也，观其病之轻重，而为之多少也。

热因寒用，寒因热用，塞因塞用，通因通用，必伏其所主，而先其所因，其始则同，其终则异，可使破积，可使溃坚，可使气和，可使必已。寒病宜热，然寒甚者格热，须热药冷服，此热因寒用也。热病宜寒，然热甚者格寒，须寒药热服，此寒因热用也。塞因塞用者，如下气虚乏，中焦气壅，欲散满则更虚其下，欲补下则满甚于中，治不知本而先攻其满，药入或减，药过依然，气必更虚，病必转甚，不知少服则壅滞，多服则宣通，峻补其下则下自实，中满自除矣。通因通用者，或挟热而利，或凝寒而泄，寒者以热下之，热者以寒下之。伏其所主，利病之本也。先其所因者，求病之由也。其始则同，言正治也。其终则异，言反治也，明于反治，何病不愈。

诸寒之而热者取之阴，热之而寒者取之阳，所谓求其属也。用寒药治热病，而热反增，非火有余，乃阴不足也，阴不足则火亢，故当取之阴，但补阴则阳自退耳。用热药治寒症，而寒反增，非寒有余，乃阳不足也，阳不足则阴寒，故当取之阳，但补水中之火，则寒自消耳。求其属者，求于本也。一水一火，皆于肾中求之，故王太仆曰：益火之源以消阴翳，壮水之主以制阳光，六味、八味二丸是也。

夫五味入胃，各归所喜攻。酸先入肝，苦先入心，甘先入脾，辛先入肺，咸先入肾。久而增气，物化之常也，气增而久，夭之由也。增气者，助其气也。如黄连之苦，本入心泻火，多服黄连，反助心火。故五味各归，久而增气，气增必夭折，可不慎欤。

《阴阳应象大论》曰：因其轻而扬之，因其重而减之，因其衰而彰之。轻者在表，宜扬而散之。重者在内，宜减而泻之。衰者不补，则幽潜沉冤矣，补则再生，故曰彰。形不足者，温之以气；精不足者，补之以味。此彰之之法也。阳气衰微则形不足，温之以气，则形渐复也。阴髓枯竭则精不足，补之以味，则精渐旺也。其高者，因而越之；高者，病在上焦。越者，吐也，越于高者之上也。其下者，引而竭之；下者，病在

下焦。竭者，下也，引其气液就下也，通利二便皆是
也。或云引者，蜜导、胆导之类。竭者，承气、抵当之
类。中满者，泻之于内。中满，非气虚中满也，如胀满
而有水有积，伤寒而结，胸便闭是也。内字与中字照
应。其有邪者，渍形以为汗；渍，浸也，如布桃枝以取
汗，或煎汤液以熏蒸，或表清邪重，药不能汗，或冬月
天寒，发散无功，非渍形之法不能汗也。其在皮者，汗
而发之；邪在皮则浅矣，但分经汗之可也。其慓悍者，
按而收之；慓者，急也。悍者，猛也，怒气伤肝之症
也。按者，制伏酸收，如芍药之类是也。其实者，散而
泻之。阴实者，以丁、姜、桂、附散其寒。阳实者，以
芩、连、栀、柏泻其火。审其阴阳，以别柔刚，审病之
阴阳，施药之柔刚。阳病治阴，阴病治阳；阳胜者阴
伤，治其阴者，补水之主也；阴胜者阳伤，治其阳者，
补水中之火也。定其血气，各守其乡，或血或气，用治
攸分，各不可紊也。血实宜决之，导之下流，如决江河
也。气虚宜掣引之。提其上升，如手掣物也。

《五常政大论》曰：病有久新，方有大小，有毒无
毒，固宜常制矣。病久者，宜大剂；病新者，宜小剂。无

毒者，宜多用；有毒者，宜少用。大毒治病，十去其六；常毒治病，十去其七；小毒治病，十去其八；无毒治病，十去其九。药不及则病不痊，药太过则正乃伤。大毒治病，十去其六，便当止矣。毒轻则可任，无毒则可久任也。谷肉果菜，食养尽之，无使过之，伤其正也。病虽去而有未尽去者，当以饮食养正，而余邪自尽。若药饵太过，便伤正气。不尽行复如法，食养而犹不尽，再用药如前法，以治之。必先岁气，毋伐天和。五运有纪，六气有序，四时有令，阴阳有节，皆岁气也。人气应之以生长收藏，此天和也。于此未明，则犯岁气、伐天和矣。

《六元正纪大论》：黄帝问曰：妇人重身，毒之何如？岐伯曰：有故无殒，亦无殒也。有孕曰重身。毒之，用毒药也。故者，如下文大积大聚之故。有是故而用是药，所谓有病则病当之，故孕妇不殒，胎亦不殒也。帝曰：愿闻其故何谓也？岐伯曰：大积大聚，其可犯也，衰其大半而止。大积大聚，非毒药不能攻，然但宜衰其大半，便当禁止，所谓大毒治病，十去其六者是也。

愚按：论治之则，载由经籍，圆通之用，妙出吾心。如必按图索骥，则后先易辙，未有不出者矣。子舆氏曰：梓匠轮舆，能与人以规矩，不能使人巧。故夫揆度阴阳，奇恒五中，决以明堂，审于终始，其亦巧于规矩者乎。

病　能

《至真要大论》曰：诸风掉眩，皆属于肝；诸风者，风病不一也。掉，摇动也。眩，昏花也。风木善动，肝家之症也，掉眩虽同，而虚实有别，不可不察焉。诸寒收引，皆属于肾；收，敛束也。引，牵急也。筋脉挛急本是肝症，而属于肾者，一则以肾肝之症同一治，一则肾主寒水之化，肾虚则阳气不充，营卫凝泣，肢体挛踡，所谓寒则筋急也。诸气膹郁，皆属于肺；膹者，喘急上逆。郁者，否塞不通。肺主气，气有余者，本经自伏之火；气不足者，则火邪乘之。虚实之分，极易淆误，所当精辨。近世庸者，概指为肺热而攻其有余，虚实之祸，良可嗟悼。诸湿肿满，皆属于脾；脾司湿化，又主肌肉，内受湿淫，肌体肿满，故属于脾。土气太过，则湿邪盛行，其病骤至，法当分疏。土气不及，则木乘水侮，其病渐成，法当培补，二者易治，比于操刃。**诸热瞀瘛，皆属于火**；昏闷曰瞀，抽掣曰瘛。邪热伤神则瞀，亢阳伤血则瘛，虽皆属火，亦有虚实之分。丹溪曰：实火可泻，芩连之属；虚火可补，参芪之属。仁人之言哉。**诸痛痒疮，皆属于心**；热甚则疮痛，热微则疮痒，心主热火之化，故痛痒诸疮，皆属于心也。**诸厥固泄，皆属于下**；厥者，自下而逆上也。阴衰于下，则为热厥；阳衰于下，则为寒厥。固者，二便不通也。阳虚则无气，而清浊不化，寒也。火盛则水衰，而精液干枯，热也。泄者，二便不固也。命门火衰则阳虚失禁，寒也。肾宫水衰则火迫注泄，热也。肾开窍于二阴，肾主二便，居下故也。**诸痿喘呕，皆属于上**；痿废应属下部而属于上者，何也？肺热叶焦，发为痿躄。气急曰喘，病在肺也。有声无物曰呕，肺胃司之，总属在上之症。**诸禁鼓慄，如丧神守，皆属于火**；禁，即噤也，寒厥咬牙曰噤。鼓，鼓颔也。慄，战慄也。寒战而神不自持，如丧神守，皆火也。心火亢极，反兼胜己之化，此火实也。阳虚阴盛，气不卫外而寒战者，此火虚也。**诸痉项强，皆属于湿**；痉者，风湿而屈伸不利也。项属足太阳寒水，水即湿也，故皆属于湿。**诸逆冲上，皆属于火**；喘咳呕吐，气满逆急，皆冲逆之症，火性炎上，故皆属于火。**诸胀腹大，皆属于热**；热气内淫，变为烦满，故曰皆属于热。近世执此一句，因而误人不可胜数，独不闻经曰：寒水太过，腹大胫肿。岁火不及，胁满腹大。流衍之纪，病胀。水气之发，善胀。太阳之胜，腹满。阳明之复，腹胀。又曰：适寒凉者胀。又曰：藏寒生满病。又曰：胃中寒则胀满。此九者，皆言寒胀也。故东垣曰大抵寒胀多、热胀少，良有本矣。**诸躁狂越，皆属于火**；躁者，烦躁也。狂者，妄乱也。越者，如登高而歌之类。火入于肺则烦，火入于肾则躁。又有阴盛发躁。成无己曰：阴躁欲坐井中，但欲饮水，不得入口。东垣曰：阴躁欲坐井中，阳已先亡，医犹不悟，重以寒药投之，其死何疑？故曰：内热而躁者，有邪之热也，属火；外热而躁者，无根之火也，属寒。经之论狂屡见，属虚寒者凡四条，是狂亦有寒热之辨矣。**诸暴强直，皆属于风**；暴，猝也。强者，筋强。直者，体直而不能屈伸也。肝主筋，其化风，故曰属风，非天

内经知要

外入风也。内风多燥，若用风剂则益燥，故有治风先治血，血行风自灭之说也。轻与疏风则益燥，且腠理开张，反招风矣。**诸病有声，鼓之如鼓，皆属于热；**有声，谓肠鸣也，鼓之如鼓，谓腹胀也，皆阳气逆壅，故曰属热。二症多有属于寒者，尽信不如无书，其是之谓耶。**诸病胕肿，疼酸惊骇，皆属于火；**胕肿者，胕肿也。疼酸者，火在经也。惊骇者，火在脏也。然胕肿酸疼，属于寒湿者不少，惊骇不宁，属于不足者常多也。**诸转反戾，水液浑浊，皆属于火；**筋转挛踡，燥热所致，小便浑浊，清化不及，故皆属热，然而寒则筋急，喻如冬月严寒，则角弓增劲。心肾不足，多有便浊。经云：中气不足，溲便为之变。读者盖通之可耳。**诸病水液，澄澈清冷，皆属于寒；**澄澈清冷者，寒水之本体，故皆属寒。**诸呕吐酸，暴注下迫，皆属于热。**呕逆者，火炎之象。吐酸者，肝木之实。暴注者，火性疾速。下迫者，火能燥物，此特道其常耳。虚寒之变，数症常作，不可不知也。

　　按：经言十九条，道其常也。余每举其反者，尽其变也。王太仆深明病机之变，其所注疏，真《内经》画龙点睛手也。启玄曰：如大寒而甚，热之不热，是无火也，当助其心。又如大热而甚，寒之不寒，是无水也；热动复止，倏忽往来，时动时止，是无水也，当助其肾。内格呕逆，食不得入，是有火也。病呕而吐，食入反出，是无火也。暴速注下，食不及化，是无水也。溏泄而久，止发无恒，是无水也。故心盛则热，肾盛则寒，肾虚则寒动于中，心虚则热收于内。又热不得寒，是无水也；寒不得热，是无火也。夫寒之不寒，责其无水；热之不热，责其无火。热之不久，责心之虚；寒之不久，责肾之少。方有治热以寒，寒之而火食不入，攻寒以热，热之而昏躁以生，此为气不疏通，壅而为是也。余以太仆此语为岐黄传神，常自诵忆，并勉同志。

《生气通天论》曰：因于寒，欲如运枢，起居如惊，神气乃浮；阳气不固，四时之邪乃能干之。经曰：冬三月，此谓闭藏。水冰地坼，无扰乎阳。又曰：冬日在骨，蛰虫周密，君子居室。皆言冬令宜闭藏也。因者，病因也。因寒而动者，内而欲心妄动，如运枢之不停，外而起居不节，如惊气之震动，则与天令相违，神气不能内敛，皆浮越于外矣。因于暑，汗，烦则喘喝，静则多言，此言动而得之，为中热之候也。炎蒸劳役，病属于阳，故多汗而烦，气高喘喝。即感之轻而静者，亦精神内乱、言语无伦也。**体若燔炭，汗出而散；**此言静而得之，为中暑之候也。纳凉饮冷，病属于阴，热气抑遏，体如燔炭，必得发汗，而阴郁之气始散也。香薷一味为夏月发汗之要药，其性温热，止宜于中暑之人。若中热者误服之，反成大害，世所未知。因于湿，首如裹，湿热不攘，大筋緛短，小筋弛长，緛短为拘，弛长为痿；土旺四季之末，发无常期。首如裹者，湿伤则头面壅重也。湿久成热，须药以攘夺之，苟为不夺，则热伤阴血，筋无以荣，大筋拘而不伸，小筋弛而无力矣。因于气，为肿，四维相代，阳气乃竭。肺金主气，病因于气者，秋令之邪也。肿者，气化失宜，乃为肿胀也。四维者，四肢也。相代者，言足肿不能行，手代之以扶倚也，气不能治，终归于竭矣。

　　阳气者，烦劳则张，精绝，辟积于夏，使人煎厥。阳春主生发之气，此言春令之邪也。气方生而烦劳太过，则气张于外，精绝于内。春令邪辟之气，积久不散，至夏未痊，则火旺而真阴如煎，火炎而虚气逆上，

故曰煎厥。按《脉解篇》曰：肝气失治，善怒者名曰煎
厥。则此节指春令无疑。旧疏从未及之，岂非千虑
一失。

大怒则形气绝，而血菀菀，茂也，结也。于上，使
人薄厥。怒气伤肝，肝为血海，怒则气上，气逆则绝，
所以血菀上焦。相迫曰薄，气逆曰厥，气血俱乱，故为
薄厥。盖积于上者，势必厥而吐也。薄厥者，气血之多
而盛者也。有伤于筋，纵，其若不容。怒伤而至于血
厥，则筋无以荣，缓纵不收，若不能容矣。汗出偏沮，
使人偏枯。偏者，或左或右，止出半边也。沮者，言此
既偏出，彼即阻滞矣。久则卫气不固，营气失守，当为
偏枯，即半身不遂也。汗出见湿，乃生痤音锄痱音沸。
汗出则玄府开张，若凉水浴之，即见湿矣，留于肤腠，
甚者为痤，微者为痱。痤，小疖也。痱，暑疹也。高粱
之变，足生大疔，受如持虚。高粱，即肥甘也。变，病
也。足，能也。厚味不节，蓄为灼热，能生大疔。日积
月累，感发最易，如持虚之器以受物也。劳汗当风，寒
薄为皶音渣，郁乃痤。形劳汗出，坐卧当风，寒气薄
之，液凝为皶，即粉刺也。若郁而稍重，乃若小疖，其

名曰痤。

开阖不得，寒气从之，乃生大偻。夏则腠理开张发泄，冬则腠理阖而闭藏，与时偕行也。若当开不开，当闭不闭，不得其宜，为寒所袭，留于筋络之间，缓急不舒，形为俯偻矣。陷脉为瘘，留连肉腠。陷脉者，寒气自筋络而陷入脉中也。瘘，鼠瘘之属，邪久不散，则渐深矣。俞气化薄，传为善畏，及为惊骇。寒气渐深，自脉而流于经俞，侵及脏腑，故为恐畏惊骇也。营气不从，逆于肉理，乃生痈肿。营行脉中，邪气陷脉，则营气不从，故逆于肉而痈肿生焉。魄汗未尽，形弱而气烁，穴俞已闭，发为风疟。肺主皮毛，汗之窍也，肺实藏魄，故名魄汗。汗出未透，则热郁于内，形气俱烁，俞穴以闭，留止之邪必为风疟矣。春伤于风，邪气留连，乃为洞泄；春伤于风，则肝木侮土，故为洞泄。夏伤于暑，秋为痎疟；夏伤于暑，伏而不发，秋气收束，寒郁为热，故寒热交争而成痎疟。痎者，疟之通称，非有别义。秋伤于湿，上逆而咳，发为痿厥；土旺于四季之末，秋末亦可伤湿，秋气通于肺，湿郁成热，上乘肺金，气逆而咳，曰上逆者，湿从下受故也。冬伤于寒，春必温病。冬伤于寒，寒毒藏于阴分，至春始发。名为温病，以时令得名也，春不发而至于夏，即名热病矣。

味过于酸，肝气以津，脾气乃绝；曲直作酸，肝之味也。过于食酸，久而增气，木乘土位，脾气乃绝。味过于咸，大骨气劳，短肌，心气抑；咸为肾味，过食则伤肾，肾主骨，故大骨气劳。咸走血，血伤故肌肉短缩。咸从水化，水胜则火囚，故心气抑。味过于甘，心气喘满，色黑，肾气不衡；甘归土味，过食则缓滞上焦，故心气喘满。甘从土化，土胜则水病，故黑色见而肾气不衡矣。衡，平也。味过于苦，脾气不濡，胃气乃厚；苦味太过，则心伤而脾失其养，且苦者性燥，故不濡也。五味论曰：苦入于胃，谷气不能胜苦，苦入下脘，三焦之道闭而不通，故变呕。可见苦寒损中，令脾之正气不濡，胃之邪气乃厚。厚者，胀满之类也。味过于辛，筋脉沮弛，精神乃央。味过于辛，则肺气乘肝，肝主筋，故筋脉沮弛。辛味多散，则精耗神伤，故曰央。央当作殃。

《阴阳别论》曰：二阳之病发心脾，有不得隐曲，女子不月，阳明为二阳，胃伤而心脾受病者，何也？脾与胃为夫妻，夫伤则妻亦不利也。心与胃为子母，子伤则母亦不免焉。不得隐曲，阳事病也。胃为水谷气血之海，化营卫而润宗筋。厥论曰：前阴者，宗筋之所聚，太阴、阳明之所合也。痿论曰：阴阳总宗筋之会，而阳明为之长。故胃病则阳事衰也。女子不月者，心主血，脾统血，胃为血气之海，三经病而血闭矣。其传为风消，其传为息贲者，死不治。胃家受病，久而传变，则肝木胜土，风淫而肌体消削，胃病则肺失所养，故气息奔急。隐曲害者精伤，精伤则火亢乘金，元本败而贼邪兴，死不治矣。三阳为病发寒热，下为痈肿，及为痿厥腨㾓，其传为索泽，其传为㿗疝。太阳为三阳，属表，故发寒热与痈肿。足太阳之脉从头下背，贯臀入腘，循腨抵足，故足膝无力而痿，逆冷而厥，足肚酸疼而为腨㾓。表有寒热，则润泽之气必皆消索。㿗疝者，小腹控引睾丸而痛也。一阳发病，少气，善咳，善泄，其传为心掣，其传为膈。少阳为一阳，胆与三焦也。胆属木，三焦属火，壮火食气，相火刑金，故少气善咳。木旺则侮土，故善泄。三焦火动，则心掣而不宁。胆气乘脾，则隔塞而不利。二阳一阴发病，主惊骇，背痛，善噫，善欠，名曰风厥。二阳，胃与大肠也。一阴，肝与心主也。肝胃二经皆主惊骇。经曰：东方通于肝，其病发惊骇。又曰足阳明病，闻木音则惕然而惊是也。手阳明之筋皆夹脊，故背痛。噫，嗳气也，其主在心。经曰：上走心为噫者，阴盛而上走于阳明，阳明络属心也。欠虽主于肾，而经云足阳明病为数欠，则胃亦病欠也。肝主风，心包主火，风热相搏，故病风厥。二阴一阳发病，善胀，心满，善气。二阴，心与肾也。一阳，胆与三焦也。胆乘心则胀，肾乘心则满，三焦病则上下不通，故善气。三阴三阳发病，为偏枯痿易，四肢不举。三阳，膀胱、小肠也。三阴，脾、肺也。膀胱之脉自头背下行两足，小肠之脉自两手上行肩胛，且脾主四肢，肺主气，四经俱病，当为偏枯等症。易，变易也。强者，变而为痿也。

所谓生阳、死阴者，肝之心谓之生阳，得阳则生，失阳则死，故曰生阳、死阴也。自肝传心，以木生火，得之生气，是谓生阳，不过四日而愈。心之肺谓之死阴，心传肺者，为火克金，故曰死阴，不过三日死。肺之肾谓之重阴，肺金肾水，虽曰子母相传，而金水俱病，则重阴而阳绝矣。**肾之脾谓之辟阴，死不治。**土本制水，而水反侮脾，是谓辟阴。辟者，放僻也。

结阳者，肿四肢；阳，六阳也，四肢为诸阳之本，故云。结阴者，便血一升，再结二升，三结三升。阴，六阴也。阴主血，邪结阴分，故当便血。病浅者，一升即愈。若不愈而再结，邪甚于前矣，故便血二升。更不愈为尤甚，故便血三升。阴阳结斜，多阴少阳，曰石水，少腹肿；斜，当作邪。六阴六阳诸经皆能结聚水邪，若多在阴经，少在阳经，病生石水。沉坚在下，症则少腹肿也。二阳结谓之消；胃与大肠经也。阳邪结于肠胃，则成三消之症，多饮而渴不止为上消，多食而饥不止为中消，多溲而膏浊不止为下消。三阳结谓之隔；膀胱、小肠二经也。邪结膀胱，则气化不行，津液阻绝。小肠居大肠之上、胃之下，盛水谷而分清浊者也。邪乘之则水液不前，糟粕不后，二者皆否隔之象也。三阴结谓之水；脾肺二经也。脾土制水，土受邪则水反侮之。肺金生水，金气病则水不能输，故寒结三阴而水胀之症作矣。一阴一阳结谓之喉痹。一阴，肝与心主也。一阳，胆与三焦也。肝胆属木，心主三焦属火，四经皆亢上，其脉并络于喉，阳邪内结，痹症乃生。痹者，闭也。

《灵枢·经脉》曰：肺，手太阴也。是动则病，肺胀满，膨膨而喘咳，动者，变也，变常而病也。肺脉起中焦，循胃上膈属肺，故病如此。缺盆中痛，甚则交两手而瞀，此谓臂厥。缺盆近肺，肺病则痛。瞀，麻木也。肺脉出腋下行肘臂，故臂厥。是主肺所生病者，咳，上气喘渴，烦心胸满，臑臂内前廉痛厥，掌中热。喘者，气上而声粗息急也。渴者，金令燥也。太阴之别，直入掌中，故为痛厥掌热。气盛有余，则肩背痛，风寒，汗出中风，小便数而欠。肺之筋结于肩背，故气盛则痛。肺主皮毛，风寒在表，故汗出中风。母病传子，故肾病而小便数且欠也。气虚则肩背痛寒，少气不足以息，溺色变。肩背处上焦为阳分，气虚则阳病，故为痛为寒为少气。金衰则水涸，故溺色变为黄赤。

大肠，手阳明也。是动则病，齿痛颈肿。阳明支脉从缺盆上颈贯颊，入下齿中。是主津液所生病者，大肠或泄或闭，皆津液病也。目黄口干，鼽衄喉痹，肩前臑痛，大指次指痛不用。皆本经之脉所过，故如此。气有余则当脉所过者热肿，虚则寒慄不复。不复，不易温也。

胃，足阳阴也。是动则病，洒洒振寒，善伸数欠，颜黑，振寒者，肝风胜也。伸者，胃之郁也。欠与颜黑，肾象也，土虚水侮，故肾之象见。病至则恶人与火，闻木音则惕然而惊，心欲动，独闭户塞牖而处，甚则欲上高而歌，弃衣而走，阳明热甚，则恶人与火。惊闻木音者，土畏木也。欲闭户者，火动则畏光明也。上高而歌者，火性上越且阳盛，则四肢实也。弃衣而走者，中外皆热也。贲响腹胀，是为骭厥。贲响者，腹如雷鸣也。骭，足胫也。阳明之脉，自膝下胫，故胫骭厥逆。是主血所生病者，阳明为受谷而多血之经。狂、疟、温、淫，汗出，鼽衄，口㖞唇胗，颈肿喉痹，热甚则狂，风甚则疟，且汗出衄血、口㖞唇疮等症，皆本经经脉之所过也。大腹水肿，膝膑肿痛，循膺、乳、气街、股、伏兔、骭外廉、足跗上皆痛，中指不用。阳明脉从缺盆下乳挟脐腹、前阴，由股下足，以入中指，故病状如上。气盛则身以前皆热，其有余于胃，则消谷善饥，溺色黄。此阳明实热，在经在脏之辨也。气不足则身以前寒慄，胃中寒则胀满。此阳明虚寒在经在脏之辨也。

脾，足太阴也。是动则病，舌本强，食则呕，脉连舌本故强，脾虚不运故呕。胃脘痛，腹胀善噫，脾脉入腹络胃，故为痛为胀。阴盛而上走阳明，故气滞为噫。得后与气则快然如衰，后，大便也。气，转失气也，气通故快。身体皆重。脾主肌肉，脾主湿，湿伤则体重。是主脾所生病者，舌本痛，体不能动摇，食不下，烦心，心下急痛，溏、瘕泄，水闭，黄疸，不能卧，强立，股膝内肿厥，足大指不用。支者，上膈注心，故为烦心与痛。溏者，水泄也。瘕者，痢疾也。水闭者，土病不能治水也，水闭则湿热壅而为疸，为不卧。脾脉起于足拇，以上膝股，肿与厥之所由生也。

心，手少阴也。是动则病，嗌干心痛，渴而欲饮，是为臂厥。是主心所生病者，支者，从心系上咽，故嗌干心痛。火炎故渴。脉循臂内，故为臂厥。目黄胁痛，臑臂内后廉痛厥，掌中热痛。脉系目系，故目黄。出腋下，故胁痛。循臂入掌，故有热痛等症。

小肠，手太阳也。是动则病，嗌痛颔肿，不可以顾，肩似拔，臑似折。经脉循咽下膈，支者循颈上颊，循臑绕肩，故为病如上。是主液所生病者，小肠分水谷，故主液。耳聋目黄颊肿，颈颔肩臑肘臂外后廉痛。皆经脉所及也。

　　膀胱，足太阳也。是动则病，冲头痛。本经脉上额入脑，故邪气冲而头痛。目似脱，项如拔，脊痛，腰似折，髀不可以曲，腘如结，踹如裂，是为踝厥。皆经脉所及之病也。是主筋所生病者，周身之筋，惟足太阳至多至大，故凡筋症，皆足太阳水亏也。痔疟狂癫疾，脉入肛，故为痔。经属表，故为疟。邪入太阳，故为狂癫。头囟项痛，目黄泪出，鼽衄，项背腰尻腘踹脚皆痛，小指不用。皆本经所过之症。

　　肾，足少阴也。是动则病，饥不欲食，水中有火，为脾之母。真火不生土则脾虚，虽饥不能食矣。面如漆柴，咳唾则有血，喝喝而喘，肾之本色见者，精衰故也。吐血与喘，水虚而火刑金也。坐而欲起，目如无所见，坐而欲起，阴虚则不能静也。肾虚则瞳神昏眩，故无所见也。心如悬，若饥状，相火不宁，君主亦不自安也。如悬若饥，心肾不交也。气不足则善恐，心惕惕如人将捕之，是为骨厥。肾志恐，故如捕也。肾主骨，故为骨厥。是主肾所生病者，口热舌干，咽肿上气，嗌干及痛，烦心心痛，经脉之病也。黄疸肠澼，黄疸肠澼，各由湿热，水虚者多有之。脊股内后廉痛，痿厥嗜卧，足下热而痛。皆经脉所及之病。精竭者神疲，故嗜卧。身半以下，肾所主也，故足痛。

心主，手厥心包络也。是动则病，手心热，臂肘挛急，腋肿，甚则胸胁支满，心中憺憺大动，皆经脉之所及。面赤目黄，喜笑不休。心之华在面，在声为笑，故见症如此。是主脉所生病者，心主血脉。烦心心痛，掌中热。经脉病也。

三焦，手少阳也。是动则病，耳聋，浑浑焞焞，嗌肿喉痹。经脉所过之病。是主气所生病者，三焦为水府，水病必由于气。汗出，目锐眦痛，颊痛，耳后肩臑肘臂外皆痛，小指次指不用。三焦出气，以温肌肉，充皮肤，故为汗出诸病，皆经脉所过也。

胆，足少阳也。是动则病，口苦，善太息，胆病汁溢，故口苦。胆郁则太息。心胁痛，不能转侧，别脉贯心循胁。甚则面微有尘，体无膏泽，别脉散于面，胆受金残,则燥症见矣。足外反热,是为阳厥。本经脉出外踝之前,故足外反热。热上逆,名阳厥。是主骨所生病者,胆而主骨病者,乙癸同元也。头痛颔痛,目锐眦痛,缺盆中肿痛,腋下肿,马刀侠瘿,马刀,瘰疬也。侠瘿,侠颈之瘤也。汗出振寒,疟,少阳居三阳之中,半表半里,故阳胜则汗出,风胜则振寒而为疟也。胸胁肋髀膝外至胫绝骨外踝前,及诸节皆痛,小指次指不用。皆经脉所过之病。

肝,足厥阴也。是动则病,腰痛,不可以俯仰,支别者,与太阴、少阳之脉同结腰踝,故腰痛。丈夫疝,妇人少腹肿,脉循阴器,故控睾而痛为疝症。妇人少腹肿,亦疝也。其则嗌干,面尘脱色。脉循喉上颃,支者从目系下颊,故其病如此。是肝所生病者,胸满呕逆,飧泄狐疝,遗溺闭癃。上行者挟胃贯鬲,下行者过阴器,故为是诸病。

《通评虚实论》曰:邪气盛则实,精气夺则虚。此二语为医宗之纲领,万世之准绳。其言若浅而易明,其旨实深而难究。夫邪气者,风、寒、暑、湿、燥、火。精气,即正气,乃谷气所化之精微。盛则实者,邪气方张，名为实症，三候有力，名为实脉。实者泻之，重则汗吐下，轻则清火降气是也。夺则虚者，亡精失血，用力劳神，名为内夺；汗之下之，吐之清之，名为外夺。气怯神疲，名为虚症，三候无力，名为虚脉。虚者补之，轻则温补，重则热补是也。无奈尚子和、丹溪之说者，辄曰泻实，尚东垣、立斋之说者，辄曰补虚，各成偏执，鲜获圆通，此皆赖病合法耳，岂所谓法治病乎？精于法者，止辨虚实二字而已。其中大实大虚，小实小虚，似实似虚，更贵精详。大虚者，补之宜峻宜温，缓则无功也。大实者，攻之宜急宜猛，迟则生变也。小虚者，七分补而三分攻，开其一面也。小实者，七分攻而三分补，防其不测也。至于似虚似实，举世淆讹，故曰至虚有盛候，反泻含冤，大实有羸状，误补益疾，辨之不可不精，治之不可不审也。或攻邪而正始复，或养正而邪自除，千万法门，只图全其正气耳。嗟乎！实而误补，固必增邪，尚可解救，其祸犹小；虚而误攻，真气立尽，莫可挽回，其祸至大。生死关头，良非渺小，司命者其慎之哉。

《调经论》：帝曰：阳虚则外寒，阴虚则内热，阳

盛则外热，阴盛则内寒，不知其所由然也。岐伯曰：阳
受气于上焦，以温皮肤分肉之间，今寒气在外，则上焦
不通。上焦不通，则寒气独留于外，故寒慄。阳气者，
卫外而为固者也。阳虚则无气以温皮肤，命曰无火。上
焦所以不通，独有寒气而已矣。帝曰：阴虚生内热奈
何？岐伯曰：有所劳倦，形气衰少，谷气不盛，上焦不
行，下脘不通，胃气热，热气熏胸中，故内热。阴气营
于内者也。有所劳倦，则脾胃受伤。脾主肌肉，亦主运
化谷气，以生真气，土衰则形肉与中气俱衰，谷气减
少，脾虚下陷，则上焦不行，下脘不通矣。脾阴不足则
胃热，肺居胸中，热上熏肺则内热也。此言劳倦伤脾，
故见症如上。若色欲所伤，真水耗竭，火无所畏，亢而
刑金，此之内热，尤为难疗。帝曰：阳盛则外热，奈
何？岐伯曰：上焦不通，则皮肤致密，腠理闭塞，玄府
不通，卫气不得泄越，故外热。阳主在上，又主在表，
故阳亢则上壅而表热，此伤寒之候也。帝曰：阴盛生内
寒，奈何？岐伯曰：厥气上逆，寒气积于胸中而不泻，
不泻则温气去，寒独留，则血凝泣，凝则脉不通，其脉
盛大以涩，故中寒。寒气入脏，则阳气去矣。寒独留

者，如冬令严寒，万物闭蛰之象，故脉不通而涩。此内伤之候也。

《调经篇》云：因饮食劳倦，损伤脾胃，始受热中，末传寒中。始受者，病初起也。末传者，久而不愈也。初起病时，元气未虚，邪气方实，实者多热，及病之久，邪气日退，正气日虚，虚者多寒。古人立法，于始受热中者，实则泻其子。夫肺金为脾土之子而实主气，气有余便是火，故凡破气清火之剂皆所以泻其子也。于末传寒中者，虚则补其母。夫少火为脾土之母，而实主运行三焦，熟腐五谷，故凡温中益火之剂皆所以补其母也。每见近世不辨虚实，一遇脾病，如胀满、如停滞、如作痛、如发热之类，概以清火疏气之药投之，虚虚之祸可胜数哉。

《玉机真藏论》曰：脉盛，皮热，腹胀，前后不通，闷瞀，此谓五实；实者，邪气实也。心受邪则脉盛，肺受邪则皮热，脾受邪则腹胀，肾受邪则前后不通，肝受邪则闷瞀，肝脉贯鬲，气逆上也。脉细，皮寒，气少，泄利前后，饮食不入，此谓五虚。虚者，正气虚也。心虚则脉细，肺虚则皮寒，肝虚则气少，肾虚则泄利前后，脾虚则饮食不入。五实五虚，皆死候也。

浆粥入胃，泄注止，则虚者活；治虚之法，先扶根本。浆粥入胃则脾土将复，泄注既止则肾水渐固，虽犯虚死，自可回生也。身汗得后利，则实者活。治实之法，汗下为要，身既得汗则表邪解，后既得利则里邪去，虽犯实死之条，邪退则活矣。

《举痛论》曰：帝曰：余知百病生于气也，怒则气上，喜则气缓，悲则气消，恐则气下，寒则气收，热则气泄，惊则气乱，劳则气耗，思则气结，九气不同，何病之生？岐伯曰：怒则气逆，甚则呕血及飧泄，故气上矣。肝木主春升之令，怒伤之，如雷奋九天，故气逆也。血属阴，主静定而润下，肝逆而上，且为血海，则阴血不得安其静定之常，故呕逆也。木旺侮脾，脾伤则不化谷而飧泄，是以气逆而上也。喜则气和志达，荣卫通利，故气缓矣。和达通利，若不为病矣。不知大喜则气散而不收，缓慢不能摄持，故本神篇曰喜乐者，神惮散而不藏是也。悲则心系急，肺布叶举，而上焦不通，荣卫不散，热气在中，故气消矣。悲生于心，故心系急。并于肺则肺叶举，不通不散则气壅而为火，火主刑金，金主气，故气消也。恐则精却，却则上焦闭，闭则气还，还则下焦胀，故气不行矣。恐伤肾则精却，却者，退而不能上输也。上焦闭则失上升之路，还而下陷。夫气以上升为行，下陷则不行矣。寒则腠理闭，气不行，故气收矣，寒束其外，则腠理闭密，阳气不舒，冻而收敛矣。炅则腠理开，荣卫通，汗大泄，故气泄矣。炅者，热也，如天行夏令，腠理开通，气从汗散，故曰气泄。惊则心无所倚，神无所归，虑无所定，故气乱矣。卒然惊骇则神志飘荡，动而不宁。主不明则天下乱，即气乱之旨也。劳则喘息汗出，外内皆越，故气耗矣。用力太过，则疲劳而气动，内则奔于肺而为喘，外则达于表而为汗，故曰外内皆越，而气自耗矣。思则心有所存，神有所归，正气留而不行，故气结矣。思则志凝神聚，气乃留而不散，故名为结。

《风论》曰：风者，善行而数变，腠理开则洒然寒，闭则热而闷，风属阳而性动，故善行数变。其寒也则衰食饮，其热也则消肌肉，故使人怢慄而不能食。寒则胃气不能健运，故食衰。热则津液不能润泽，故消瘦。怢慄，即战慄也。

风气与阳明入胃，循脉而上至目内眦，其人肥则风气不得外泄，则为热中而目黄；人瘦则外泄而寒，则为寒中而泣出。风气入胃，胃脉上行目系，人肥则腠密而邪不得泄，故热中而目黄。人瘦则腠疏而邪气易泄，故寒中而泣出。风气与太阳俱入，行诸脉俞，散于分肉之间，与卫气相干，其道不利，故使肌肉愤而有疮疡；卫气有所凝而不行，故其肉有不仁也。五脏六腑之俞，皆附于背，故风由太阳经入者，邪必行诸脉俞而散于分肉。分肉者，卫气之所行也，卫气昼行于阳，自太阳始。风与卫相薄，故气道涩而不利。风气凝结，故愤膹肿胀而为疮疡。卫气因风，时或不行，则痹而不仁也。疠者，有营气热胕，其气不清，故使鼻柱坏而色败，皮肤疡溃。风寒客于脉而不去，名曰疠风。风寒客于血脉，则营气热而胕溃。气者，肺所治也，不清则金化不行，鼻与皮毛皆肺主之，故鼻柱坏，色败者，皮毛槁也。《脉要精微论》曰脉风或为疠也。疠者，恶也。

风中五脏六腑之俞，亦为脏腑之风，各入其门户所中，则为偏风。风入于脏腑之俞，随俞左右而偏中之，则为偏风，即偏枯也。风气循风府而上，则为脑风。风府，督脉穴名。风入系头，则为目风，眼寒。太阳之脉起于目内眦，故目风眼寒。饮酒中风，则为漏风。酒性温散，善开玄府，故醉后易于中风。漏者，言汗漏而风客也。入房汗出中风，则为内风。内耗其精，外开腠理，风乘虚犯，名为内风。新沐中风，则为首风。久风入中，则为肠风、飧泄。风久而传入肠胃，热则肠风下血，寒则飧泄泻利。外在腠理，则为泄风。偶当汗泄，而风客于腠，名为泄风。故风者，百病之长也，至其变化，乃为他病也，无常方，然致有风气也。长者，始也。骨空论曰风为百病之始，风之始入，自浅而深。至于变化，乃为他病，故为百病之长。无常方者，言风病变化，无常方体，而其致之者，则皆因于风耳。

《评热病论》曰：邪之所凑，其气必虚。元气充周，病无从入。气虚则不能卫外而为固，玄府不闭，风邪因而客焉。

《厥论》曰：阳气衰于下，则为寒厥；阴气衰于下，则为热厥。厥者，逆也。下气逆上，忽眩仆不知人事，轻者渐苏，重则即死。阴阳之气衰于下，则寒热二厥由之而生也。前阴者，宗筋之所聚，太阴、阳明之所合也。宗筋者，众筋之所聚也，足之三阴、阳明、少阳及冲、任、督、跷筋脉皆聚于此，独言太阴、阳明之合，重水谷之脏也。胃为水谷之海，主润宗筋，又阴阳总宗筋之会，会于气街，而阳明为之长也。春夏则阳气多而阴气少，秋冬则阴气盛而阳气衰。此人者质壮，以秋冬夺于所用，下气上争不能复，精气溢下，邪气因从之而上也；秋冬之令，天气收藏，恃壮而喜内，则与令违，此夺于所用也。精竭于下，必上争而求救于母气，肾所去者太过，肺所生者不及，故不能复也。既已不足，精气复下，则阳虚而阴邪胜之，故寒气逆上也。气因于中，上则肺主气，下则肾纳气，上下之气皆因谷气所化，水谷在胃，土居中州，故曰气因于中。阳气衰，不能渗营其经络，阳气日损，阴气独在，故手足为之寒也。四肢皆禀气于胃，胃中之阳气衰，不能充满其经络，阳败则阴胜，故手足寒也。

酒入于胃，则络脉满而经脉虚，经脉在内，深而不见，属阴者也；络脉在外，浮而可见，属阳者也。酒者，熟谷之液，其气悍疾，为阳，故先充络脉。酒热伤阴，故阳脉满而经脉虚也。脾主为胃行其津液者也，阴气虚则阳气入，阳气入则胃不和，胃不和则精气竭，精气竭则不营其四肢也。胃受水谷，脾则行其津液，湿热伤脾，则阴虚阳亢，胃乃不和，水谷之精气竭矣，岂能营四肢乎。此人必数醉，若饱以入房，气聚于脾中不得散，酒气与谷气相搏，热盛于中，故热遍于身，内热而溺赤也。夫酒气盛而慓悍，肾气日衰，阳气独胜，故手足为之热也。醉饱入房，脾肾交伤，阴日竭而阳日亢，故手足热也。按：厥有寒热，未有不本于酒色，故知慎饮食、远房帏者，厥其免夫。

《刺热篇》曰：肝热病者，左颊先赤；心热病者，额先赤；脾热病者，鼻先赤；肺热病者，右颊先赤；肾热病者，颐先赤。肝应东方，故左颊先赤；心应南方，故额庭先赤；脾应中央，故鼻先赤；肺应西方，故右颊先赤；肾应北方，故两颐先赤。

《热论篇》曰：帝曰：今夫热病者，皆伤寒之类也。或愈或死，其死皆以六七日间，其愈皆以十日以上者，何也？伤寒者，受冬月寒邪也。冬三月病者为正伤寒，至春变为温病，至夏变为热病，不曰至秋变为凉病者，太阳寒水之邪，遇长夏之土而胜也。岐伯对曰：巨阳者，诸阳之属也，巨阳者，太阳也，太阳为六经之长，总摄诸阳。其脉连于风府，故为诸阳主气也。人之伤于寒也，则为病热，热虽盛不死；寒郁于内，皮肤闭而为热，寒散即愈，故曰不死。其两感于寒而病者，必不免于死。两感者，一日太阳与少阴同病，在膀胱则头痛，在肾则口干烦满；二日阳明与太阴同病，在胃则身热谵语，在脾则肢满不欲食；三日少阳与厥阴同病，在少阳则耳聋，在厥阴则囊缩。三日传遍，再三日则死不待言矣。一日，巨阳受之，故头项痛，腰脊强；太阳为三阳之表，而脉连风府，故伤寒多从太阳始。太阳经脉从头项下肩，挟脊抵腰，故其病如此。二日，阳明受之，阳明主肉，其脉侠鼻络于目，故身热目疼而鼻干，不得卧也；胃不和则卧不安是也。三日，少阳受之，少阳主胆，其脉循胁络于耳，故胸胁痛而耳聋。邪传少阳者，三阳已尽，将传太阴，故为半表半里，邪在阴则寒，在阳则热，在半表半里，故寒热往来也。三阳经络皆受其病，而未入于脏者，故可汗而已。三阳为表，属腑，故可汗而愈也。未入于脏者，深则入脏则不可轻汗也。四日，太阴受之，太阴脉布胃中络于嗌，故腹满而嗌干。邪在三阳，失于汗解，则传三阴，自太阴始也。五日，少阴受之，少阴脉贯肾络于肺，系舌本，故口燥舌干而渴；肾本属水，而热邪耗之，故燥渴也。六日，厥阴受之，厥阴脉循阴器而络于肝，故烦满而囊缩。传至厥阴而六经遍矣，邪热已极，故为烦满。三阴三阳、五脏六腑皆受病，荣卫不行，五脏不通，则死矣。六经传遍而邪不解，脏腑皆受病矣。气血乏竭，营卫不行，则五脏之经脉不通，不死安待。其未满三日者，可汗而已；其满三日者，可泄而已。已者，愈也。未满三日，其邪在表，发汗则病已；满三日者，邪已传里，攻下则病已。此言大概也。日数虽多，脉浮而有三阳证者，当汗之；日数虽少，脉沉而有三阴证者，当下之。此至要之法也。

《疟论》曰：帝曰：夫痎疟皆生于风，其蓄作有时者，何也？凡秋疟皆名痎，即其皆生于风。皆字，知诸疟之通称也。岐伯对曰：疟之始发也，先起于毫毛，伸欠乃作，寒慄鼓颔，腰脊俱痛；寒去则内外皆热，头痛如破，渴欲冷饮。阴阳上下交争，虚实更作，阴阳相移也。阳主上行，阴主下行，邪乘之则争矣。阳虚则外寒，阴虚则内热，阳盛则外热，阴盛则内寒。邪入于阴，则阴实阳虚，邪入于阳，则阳实阴虚，故曰更作，曰相移也。阳并于阴，则阴实而阳虚，**阳明虚则寒慄鼓颔也**，阳明虚则阳虚而阴实，**故寒慄也。脉循颐颊，故鼓颔也。**巨阳虚则腰背头项痛；三阳俱虚则阴气胜，阴气胜则骨寒而痛；**终始篇曰：病痛者，阴也。阴盛故头痛，骨亦痛也。**寒生于内，故中外皆寒；阳盛则外热，阴虚则内热，外内皆热，则喘而渴，故欲冷饮也。**邪在阳分，则内外皆热，故喘渴而冷饮。**此皆得之夏伤于暑，热气盛，藏于皮肤之内、肠胃之外，此营气之所舍也。**夏暑汗泄，何病之有？或悽怆水寒，或乘风纳凉，是热大盛，不能发越，邪气以营为舍矣。此令人汗空疏，腠理开，此明风邪易客也。**因得秋气，汗出遇风，及得之以浴，水气舍于皮肤之内，与卫气并居。**暑邪既伏，秋风收之，又因浴水而疟作矣。卫气者，昼日行于阳，夜行于阴，此气得阳而外出，得阴而内薄，内外相薄，是以日作。卫气之行于身也，一日一周。邪气与卫气并居，与卫气同行，故疟亦一日一作，此卫受邪，浅而易治也。**

其气之舍深，内薄于阴，阳气独发，阴邪内著，阴与阳争不得出，是以间日而作也。邪之所居者，深入于脏，是内薄于阴分矣。阳气独发者，卫阳之行犹故也，而邪之薄于阴者，迟而难出，故间日而作。

邪气客于风府，循膂而下，风府，督脉穴也。膂者，脊两旁也。下者，下行至尾骶也。卫气一日一夜大会于风府，其明日下一节，故其作也晏。卫气之行也，每日一会于风府。若邪客风府必循膂而下，其气渐深，则日下一节，自阳就阴，其会渐迟，故其作渐晏也。

其出于风府，日下一节，二十五日下至骶骨，二十六日入于脊内，注于伏膂之脉，项骨三节，脊骨二十一节，共二十四节。邪自风府日下一节，故二十五日下至尾骶，复自后而前，二十六日入于脊内，注伏膂之脉。其气上行，九日出于缺盆之中，其气日高，故作日益早也。邪在伏膂，循脊而上，无关节之阻，故九日而出缺盆。其气日高，则自阴就阳，其邪日退，故作渐早也。

夫寒者阴气也，风者阳气也，先伤于寒而后伤于风，故先寒而后热也，病以时作，名曰寒疟。先伤于风而后伤于寒，故先热而后寒也，亦以时作，名曰温疟。时作者，或一日，或间日，不愆其期也。其但热而不寒者，阴气先绝，阳气独发，则少气烦冤，手足热而欲呕，名曰瘅疟。

邪气与卫气客于六腑，有时相失，不能相得，故休数日乃作也。此即三日疟也，邪气深重，病在三阴，邪气不能与卫并出，故休数日乃发。数字当作三字。

温疟者，得之冬中于风，寒气藏于骨髓之中，至春则阳气大发，邪气不能自出，因遇大暑，脑髓烁，肌肉消，腠理发泄，或有所用力，邪气与汗皆出，此病藏于肾，其气先从内出之于外也。肾主冬令，其应在骨，故冬受风寒，邪伏骨髓，至春夏有触而发，自内而达于外者也。如是者，阴虚而阳盛，阳盛则热矣，衰则气复反入，入则阳虚，阳虚则寒矣，故先热而后寒，名曰温疟。此冬受寒邪，至春发为温疟，即伤寒也，故《伤寒论》有温疟一症，盖本诸此。

瘅疟者，肺素有热气盛于身，厥逆上冲，中气实而不外泄，因有所用力，腠理开，风寒舍于皮肤之内、分肉之间而发，发则阳气盛，阳气盛而不衰则病矣。其气不及于阴，故但热而不寒，气内藏于心，而外舍于分肉之间，令人消烁脱肉，故命曰瘅疟。肺素有热，气藏于心，即此二语，火来乘金，阴虚阳亢，明是不足之症挟外邪而然，故温疟、瘅疟者皆非真疟也。

《咳论》曰：皮毛者，肺之合也，皮毛先受邪气，邪气以从其合也。其寒饮食入胃，从胃脉上至于肺则肺寒，肺寒则内外合邪，因而客之，则为肺咳。五脏各以其时受病，非其时，各传以与之。

人与天地相参，故五脏各以时治，时感于寒则受病，微则为咳，甚则为泄为痛。乘秋则肺先受邪，乘春则肝先受之，乘夏则心先受之，乘至阴则脾先受之，乘冬则肾先受之。五脏六腑皆能成咳，然必肺先受邪而传之于各经也。邪，寒邪也。所谓形寒饮冷则伤肺是也。五脏各以其时受病，轻者浅而在皮毛，重者深而在肠胃。故咳，外症也；泄，里症也。寒在表则身痛，寒在里则腹痛。曰先受之者，次必及乎肺而为咳也。

肺咳之状，咳而喘息有音，甚则唾血。肺主气而司呼吸，故喘息有音。心咳之状，咳则心痛，喉中介介如梗状，甚则咽肿喉痹。心脉上挟于咽，故喉中如梗，至于痹则痛矣。肝咳之状，咳则两胁下痛，甚则不可以转，转则两胠下满。肝之脉布胁肋，故胁下痛。胠，胁之下也。脾咳之状，咳则右胠下痛，阴阴引肩背，甚则不可以动，动则咳剧。脾脉上膈挟咽，其支者复从胃别上膈，脾处右，故右胠下痛，痛引肩背也。脾土喜静，动则违其性，故增剧也。肾咳之状，咳则腰背相引而痛，甚则咳涎。肾脉贯脊，系于腰背，故相引而痛。肾属水，主涎，故为咳涎也。

五脏之久咳，乃移于六腑。脾咳不已，则胃受之，胃咳之状，咳而呕，呕甚则长虫出。胃者，脾之妻也，故脾咳必传于胃而为呕唾。长虫处于胃，呕甚则随气而出也。肝咳不已，则胆受之，胆咳之状，咳呕胆汁。胆汁者，苦汁也。肺咳不已，则大肠受之，大肠咳状，咳而遗矢。遗矢者，大便不禁也。心咳不已，则小肠受之，小肠咳状，咳而失气，气与咳俱失。大肠之气由于小肠之化，故小肠咳则气达于大肠而转失气也。肾咳不已，则膀胱受之，膀胱咳状，咳而遗溺。膀胱为津液之府，故遗溺。久咳不已，则三焦受之，三焦咳状，咳而腹满，不欲食饮。久咳，则上中下三焦俱病，一身之气皆逆，故腹满不能食饮也。此皆聚于胃，关于肺，使人多涕唾而面浮肿气逆也。聚于胃者，胃为五脏六腑之本也。关于肺者，肺为皮毛之合也。涕唾者，肺与胃司之。面浮肿者，气上逆而急也。

《经脉别论》曰：夜行则喘出于肾，淫气病肺。夜属于阴，行则劳其身半以下，且夜行多恐，故喘出于肾也。肾水伤，则无以禁火之炎，而肺金受贼矣。有所堕恐，喘出于肝，淫气害脾。堕而恐者，伤筋损血，故喘出于肝，肝木伐土，故害脾也。有所惊恐，喘出于肺，淫气伤心。且惊且恐，则气衰而神乱。肺主气，心藏神，故二脏受伤也。度水跌仆，喘出于肾与骨。水气通于肾，跌仆伤其骨，故喘出焉。当是之时，勇者气行则已，怯者着而为病也。勇者气足神全，故一时所动之气，旋即平复；不足之人随所受而成病矣。

《腹中论》曰：心腹满，且食则不能暮食，名为鼓胀。胀甚则腹皮绷急，中空无物，鼓之如鼓，故名鼓胀。治之以鸡矢醴，一剂知，二剂已。鸡胃能消金石，其矢之性等于巴硇，通利二便，消积下气，但宜于壮实之人，虚者服之，祸不旋踵。即经云一剂便知其效，二剂便已其病，亦状其猛利也。用干羯鸡矢一升，炒微焦，入无灰酒三碗，煎至减半，取清汁，五更热饮，即腹鸣，辰巳时行二三次，皆黑水也。饮一剂，觉足有皱纹，饮二次即愈矣。

《灵枢·胀论》曰：夫心胀者，烦心短气，卧不安；肺胀者，虚满而喘咳；肝胀者，胁下满而痛引小腹；脾胀者，善哕，四肢烦悗，体重不能胜衣，卧不安；肾胀者，腹满引背，央央然，腰髀痛；此五脏之胀也。闷乱曰悗。央央者，困苦之貌。胃胀者，腹满，胃脘痛，鼻闻焦臭，妨于食，大便难；大肠胀者，肠鸣而痛濯濯，冬日重感于寒，则飧泄不化；小肠膜胀者，小腹胀，引腰而痛；膀胱胀者，少腹满而气癃；三焦胀者，气满于皮肤中，轻轻然而不坚；胆胀者，胁下痛胀，口中苦，善太息。此六腑之胀也。濯濯，肠鸣水声也。飧泄，完谷不化也。气癃者，小便不利也。厥气在下，营卫留止，寒气逆上，真邪相攻，两气相搏，乃合为胀也。厥逆之气自下而上，则营卫之行失其常度，真气与邪气相攻，合而为胀也。

《灵枢·水胀》曰：目窠上微肿，如新卧起之状，目之下为目窠，如新卧起者，形如卧蚕也。其颈脉动，时咳，颈脉，足阳明人迎也。阳明之脉自人迎下循腹里，而水邪乘之，故为颈脉动。水之标在肺，故时咳。

阴股间寒，足胫肿，腹乃大，其水已成矣。以手按其腹，随手而起，如裹水之状，此其候也。此上皆言水肿之候。

肤胀者，寒气客于皮肤之间，鼕鼕然不坚，腹大，身尽肿，皮厚，鼕鼕，鼓声也。寒气客于皮肤，阳气不行，病在气分，故有声如鼓。气本无形，故不坚。气无所不至，故腹大、身尽肿而皮厚也。按其腹，窅而不起，腹色不变，此其候也。气在肤间，按散者不能猝复，故窅而不起。皮厚，故腹色不变也。

鼓胀者，腹胀身皆大，大与肤胀等也，色苍黄，腹筋起，此其候也。鼓胀、肤胀，大同小异，只色苍黄、腹筋起为别耳。

夫肠覃者，寒气客于肠外，与卫气相搏，气不得荣，因有所系，癖而内著，恶气乃起，瘜肉乃生。覃之为义，延布而深也。寒气薄卫，滞而不行，留于肠外，故癖积起、瘜肉生也。其始生也，大如鸡卵，稍以益大，至其成如怀子之状，久者离岁，控之则坚，推之则移，月事以时下，此其候也。离岁，越岁也。邪在肠外，不在胞中，故无妨于月事。皆由汁沫所聚，非血病可知也。

石瘕生于胞中，寒气客于子门，子门闭塞，气不得通，恶血当泻不泻，衃音丕以留止，日以益大，状如怀子，月事不以时下，皆生于女子，可导而下。衃，败血凝聚也。子门闭塞，衃血留止，其坚如石，故名石瘕。月事不以时下，无经可至也，可以导血之剂下之。按：肠覃、石瘕皆言月事，则此二症惟女人有之，故曰皆生于女子也。

《平人气象论》曰：颈脉动，喘疾咳，曰水。颈脉，乃结喉旁动脉，足阳明之人迎也。水气上逆，则侵犯阳明，故颈脉动。水溢于肺，则喘而咳。目裹微肿，如卧蚕起之状，曰水。目之下胞曰目裹，胃脉之所至，脾脉之所主。若微肿如卧蚕状，是水气犯脾胃也。溺黄赤安卧者，黄疸。溺色黄赤而安卧自如，必成黄疸也。已食如饥者，胃疸。胃热善消谷，故虽食常饥，此名胃疸。面肿曰风。风为阳邪，故曰高巅之上，惟风可到，此面肿所以属风也。足胫肿曰水。水为阴邪，润下之品，故足肿，肿者为水也。目黄者曰黄疸。诸经有热皆上熏于目，故黄疸者目黄。

《举痛论》曰：经脉流行不止，环周不休，寒气入经而稽迟，泣而不行，客于脉外则血少，客于脉中则气不通，故卒然而痛。泣者，涩而不利也。

寒气客于脉外则脉寒，脉寒则缩踡，缩踡则脉绌急，绌急则外引小络，故卒然而痛，得炅则痛立止。经脉受寒则缩，缩则急，故卒痛。然客于脉外者，其邪浅，故才得炅气则立止也。因重中于寒，则痛久矣。重者，重复受寒也。伤之深，故不易愈也。寒气客于经脉之中，与炅气相薄则脉满，满则痛而不可按也。营行脉中，血不足者，脉中常热，新寒与故热相薄，则邪实而脉满，按之则痛愈甚，故不可按也。寒气客于肠胃之间，膜原之下，血不得散，小络急引，故痛。按之则血气散，故按之痛止。膜，脂膜与筋膜也。原者，肓之原，即腹中空隙之处。血凝则小络急痛，按着空处，则寒散络缓，故痛止。非若经脉之无罅隙者，按之愈痛也。寒气客于侠脊之脉则深，按之不能及，故按之无益也。侠脊者，足太阳经也。其最深者，则伏冲、伏脊之脉，故手按不能及其处也。寒气客于冲脉，冲脉起于关元，随腹直上，寒气客则脉不通，脉不通则气因之，故喘动应手矣。冲脉起于胞中，即关元也，其脉并足少阴肾经夹脐上行，会于咽喉，而肾脉上连于肺，犯寒则脉不通，而气因以逆，故喘。曰应手者，动之甚也。寒气客于背俞之脉则脉泣，脉泣则血虚，血虚则痛，其俞注于心，故相引而痛。按之则热气至，热气至则痛止矣。背俞，五脏俞也，皆足太阳经穴。太阳之脉循脊当心，上出于项，故寒气客之则脉泣血虚，背与心相引而痛，因其俞注于心也。血虚而痛，故按之而痛止。寒气客于厥阴之脉，厥阴之脉者，络阴器，系于肝，寒气客于脉中，则血泣脉急，故胁肋与少腹相引痛矣。少腹、胁肋，皆肝之部分也。厥气客于阴股，寒气上及少腹，血泣在下相引，故腹痛引阴股。厥气，寒而上逆之气也。阴股、少腹，乃足三阴、冲脉所由行也。寒气客于小肠膜原之间，络血之中，血泣不得注于大经，血气稽留不得行，故宿昔而成积矣。小肠为受盛之府，化物出焉。寒气客于膜原及小络，则血涩不得注于大经，化物失职，久而成积矣。寒气客于五脏，厥逆上泄，阴气竭，阳气未入，故卒然痛死不知人，气复返则生矣。五脏皆受邪，厥逆而泄越于上，阴气暴竭，阳气未能遽入，故卒然痛死。或得炅，则气复返而生矣。寒气客于肠胃，厥逆上出，故痛而呕也。胃为水谷之海，肠为水谷之道，皆主行下者也。寒邪伤之，则逆而上出，故痛而呕。寒气客于小肠，小肠不得成聚，故后泄腹痛矣。小肠与丙火为表里，成聚，即受盛之义也。寒邪侮之，则失其受盛之常，故泄而腹痛。热气留于小肠，肠中痛，瘅热焦渴则坚干而不得出，故痛而闭不通矣。大抵营卫脏腑之间，得热则行，遇冷即凝，故痛皆因于寒也。此一条独言热痛，却由便闭不通，故痛。仍非火之自为痛也，故曰通则不痛，痛则不通。

《痹论》曰：风寒湿三气杂至，合而为痹也。痹者，闭也，不仁也。六气之中，风寒湿为阴邪。阴气合病，则闭塞成冬之象。故血气不流，经络壅闭而痹斯作矣。其风气胜者为行痹，风属阴中之阳，善行而数变，故为行痹。凡走注历节疼痛之类，俗名流火是也。寒气胜者为痛痹。阴寒之气乘于肌肉筋骨，则凝泣稽留，闭而不通，故为痛痹，即痛风也。湿气胜者为着痹也。着痹者，重着不移，湿从土化，故病在肌肉，不在筋骨也。

肺痹者，烦满喘而呕。肺在上焦，脉循胃口，故为烦满，喘而且呕。心痹者，脉不通，烦则心下鼓，暴上气而喘，嗌干善噫，厥气上则恐。脉者，心之合也。心受病则脉不通。心脉支者上挟咽，直者却上肺，故其病如此。厥逆则水邪侮火，故神伤而恐。恐者，肾志也。肝痹者，夜卧则惊，多饮数小便，上为引如怀。肝受邪则魂不安宁，故夜卧多惊。闭而为热，故多饮数小便也。上为引者，引饮也。如怀者，腹大如怀物也。木邪侮土，故为病如此。肾痹者，善胀，尻以代踵，脊以代头。肾者胃之关，肾痹则邪并及胃，故腹善胀。尻以代踵者，足挛不能伸也。脊以代头者，身偻不能直也。脾痹者，四肢解㑊，发咳呕汁，上为大塞。脾主四肢，又主困倦，故为解㑊，土伤则金亦伤，故咳。妻病故夫亦病，故呕。坤已不升，乾金不降，大塞之象也。肠痹者，数饮而出不得，中气喘争，时发飧泄。肠痹则下焦之气闭而不行，故数饮而溺不得出，气化不及州都，返而上逆，故喘争也。小便不利，则水液混于大肠，故飧泄也。胞痹者，少腹膀胱按之内痛，若沃以汤，涩于小便，上为清涕。胞，溺之脬也。膀胱气闭则水液壅满，故按之内痛也，气闭则热如汤之沃也。膀胱之脉从巅络脑，故小便下涩，清涕上出也。

痛者，寒气多也，有寒故痛也。寒则血气凝泣，故痛。终始篇曰：病痛者，阴也。病久入深，营卫之行涩，经络时疏，故不痛，此言病则营卫涩而必痛；其不痛者，经络有疏散之时，则不涩，故不痛也。皮肤不营，故为不仁。皮肤之间，无血以和之，故不仁也。阳气少，阴气多，与病相益，故寒也。痹病本属阴寒，若阳气不足之人，则寒从内起，与外病相助益，故寒也。阳气多，阴气少，病气胜，阳遭阴，故为痹热。其人阳气素盛，而遭阴寒之气，病气反为阳气胜矣，故为热痹。其多汗而濡者，此其逢湿甚也。阳气少，阴气盛，两气相感，故汗出而濡也。两气者，身中之气与外客之气。两气皆阴，互相感召，故汗出。脉要精微论曰阴有余为多汗身寒是也。凡痹之类，逢寒则急，逢热则纵。寒则筋挛，故急；热则筋弛，故纵。

《痿论》曰：肺热叶焦，则皮毛虚弱急薄，着则生痿躄也。火来乘金，在内为肺叶焦枯，在外为皮毛虚薄。热气着而不去，则为痿躄。躄者，足不能行也。心气热，则下脉厥而上，上则下脉虚，虚则生脉痿，枢折挈，胫纵而不任地也。心火上炎，则三阴在下之脉亦厥

逆而上，上盛则下虚，乃生脉痿。四肢关节之处如枢纽
之折，而不能提挈，足肿纵缓而不能任地也。**肝气热，
则胆泄口苦，筋膜干，筋膜干则筋急而挛，发为筋痿。**
肝热则胆亦热，故汁溢而口苦。血海干枯，筋无以荣，
则挛急而痿。**脾气热，则胃干而渴，肌肉不仁，发为肉
痿。**脾与胃为夫妻，而开窍于口，故脾热则胃干而渴。
脾主肌肉，热淫于内，则脾阴耗损，故肉不仁而为痿。
肾气热，则腰脊不举，骨枯而髓减，发为骨痿。腰者肾
之府，脊者肾之所贯也。肾主骨，故骨枯为痿。

　　肺者，脏之长也，为心之盖也，肺位至高，故谓之
长。覆于心上，故谓之盖。**有所失亡，所求不得，则发
肺鸣，鸣则肺热叶焦。**有志不遂，则郁而生火。火来乘
金，不得其平则自鸣。肺鸣者，其叶必焦。

　　大经空虚，发为肌痹，传为脉痿。血不足则大经空
虚，无以充养肌肉，故先为肌痹，而后传于心为脉痿也。
**思想无穷，所愿不得，意淫于外，入房太甚，宗筋弛纵，
发为筋痿，及为白淫。**思而不得，则意淫于外；入房太
过，则精伤于内。阴伤而筋失所养，故为纵为痿。火动于
中，水亏于下，乃为白淫。白淫者，男浊女带也。

有渐于湿，以水为事，若有所留，居处相湿，肌肉濡渍，痹而不仁，发为肉痿。渐，染也。以水为事，常近水也，久于水则有所留矣。居处之地又当卑湿，则肌肉受湿而濡渍，故顽痹而成肉痿也。

有所远行劳倦，逢大热而渴，渴则阳气内伐，内伐则热舍于肾，肾者水脏也，今水不胜火，则骨枯而髓虚，故足不任身，发为骨痿。远行劳倦则所伤在骨，逢大热者，或逢天令之热，或阴不足而本热。火则气太过，水液必耗，故骨枯髓虚而为痿也。

治痿者独取阳明，何也？阳明者，五脏六腑之海，主润宗筋，宗筋主束骨而利机关也。足阳明胃主纳水谷，变化气血，以充一身，故为五脏六腑之海而下润宗筋。宗筋者，前阴所聚之筋，为诸筋之会，一身之筋皆属于此，故主束骨而利机关。冲脉者，经脉之海也，主渗灌溪谷，与阳明合于宗筋，冲脉为十二经之血海，故主渗灌溪谷。冲脉起于气街，并少阴之经夹脐上行，阳明脉亦夹脐旁下行，故皆合于宗筋。阴阳总宗筋之会，会于气街，而阳明为之长，皆属于带脉，而络于督脉。宗筋聚于前阴，前阴者，足之三阴及阳明、少阳、冲、任、督、蹻九脉之所会也。九脉之中，惟阳明为脏腑之海，冲脉为经脉之海，此一阴一阳总之，故曰阴阳总宗筋之会。会于气街者，气街为阳明之正脉，故阳明独为之长。带脉起于季胁，围周一身。督脉起于会阴，分三歧为任、冲而上行腹背，故诸经皆联属于带脉，支络于督脉也。故阳明虚则宗筋纵，带脉不引，故足痿不用也。

《逆调论》曰：不得卧而息有音者，是阳明之逆也，足三阳者下行，今逆而上行，故息有音也。足之三阳，其气皆下行；足之三阴，其气皆上行。此天气下降、地气上升之义，故阳明以上行为逆，逆则冲肺，故息有音也。阳明者胃脉也，胃者六腑之海，其气亦下行，阳明逆不得从其道，故不得卧也。胃不和则卧不安，此之谓也。凡人之寤寐由于卫气。卫气者昼日行于阳，则动而为寤；夜行于阴，则静而为寐。胃气逆上，则卫气不得入于阴，故不得卧。

《灵枢·邪客》曰：厥气客于五脏六腑，则卫气独卫其外，行于阳，不得入于阴。行于阳则阳气盛，阳气盛则阳跷陷；不得入于阴，阴虚，故目不瞑。调其虚实，以通其道而去其邪，饮以半夏汤一剂，阴阳已通，其卧立至。不卧之病，有心血不足者，法当养阴；有邪气逆上者，法当祛邪。半夏汤者，去邪之法也。

以流水千里以外者八升，扬之万遍，取其清五升煮之，炊以苇薪，千里流水，取其流长源远，有疏通下达之义也。扬之万遍，令水珠盈溢，为甘澜水，可以调和阴阳。炊以苇薪者，取其火烈也。火沸，置秫米一升，治半夏五合，徐炊，令竭为一升半，火沸，言未投药而水先沸也。秫米，糯小米也，北人呼为小黄米，味甘性平，能养胃和中，用以为君。治半夏，犹言制过半夏也，味辛性温，能下气化痰，用以为臣。去其滓，饮汁一小杯，日三稍益，以知为度。知者，病愈也。故其病新发者，覆杯则卧，汗出则已矣。久者，三饮而已也。

《方盛衰论》曰：肺气虚则使人梦见白物，见人斩血籍籍，得其时则梦见兵战。金色本白，故梦白物。斩者，金之用也。虚者多畏怯，故见斩血籍籍也。得其时者，得金旺之时也。肾气虚则使人梦见舟船溺人，得其时则梦伏水中，若有畏恐。肾属水，故梦应之，得水旺之时，梦水益大也。畏恐，肾之志也。肝气虚则梦见菌香生草，得其时则梦伏树下不敢起。肝之应在木，虽当木旺之时，亦梦伏树下也。心气虚则梦救火阳物，得其时则梦燔灼。心合火，阳物即火之属也。得火旺之令，梦火益大也。脾气虚则梦饮食不足，得其时则梦筑垣盖屋。仓廪空虚，故思饮食，得土旺之令，则梦高土也。

《灵枢·淫邪发梦》曰：阴气盛则梦涉大水而恐惧，阳气盛则梦大火而燔灼，阴阳俱盛则梦相杀。俱盛则争。上盛则梦飞，下盛则梦堕，本乎天者亲上，本乎地者亲下。甚饥则梦取，甚饱则梦予。肝气盛则梦怒，肺气盛则梦恐惧、哭泣、飞扬，肺主气，故梦飞扬。心气盛则梦喜笑、恐畏，脾气盛则梦歌乐、身体重不举，肾气盛则梦腰脊两解不属。

厥气客于心，则梦见丘山烟火。客于肺，则梦飞扬，见金铁之奇物。客于肝，则梦山林树木。客于脾，则梦见丘陵大泽，坏屋风雨。客于肾，则梦临渊，没居水中。客于膀胱，则梦游行。客于胃，则梦饮食。客于大肠，则梦田野。大肠曲折纳污，类田野也。客于小肠，则梦聚邑冲衢。小肠为受盛之官，类冲衢也。客于胆，则梦斗讼自刳。胆性刚猛。自刳者，自剖其腹也。客于阴器，则梦接内。客于项，则梦斩首。客于胫，则梦行走而不能前，及居深地窌苑中。客于股肱，则梦礼节拜起。客于胞，则梦溲便。胞，即脬也，大肠也。在前则梦溲，在后则梦便。

《脉要精微论》曰：短虫多则梦聚众，长虫多则梦相击毁伤。

《灵枢·痈疽》曰：血脉营卫，周流不休，上应星宿，下应经数。寒邪客于经络之中则血泣，血泣则不通，不通则卫气归之，不得复反，故痈肿。寒气化为热，热胜则腐肉，肉腐则为脓，脓不泻则烂筋，筋烂则伤骨，骨伤则髓消，不当骨空，不得泄泻，血枯空虚，则筋骨肌肉不相荣，经脉败漏，熏于五脏，脏伤故死矣。始受寒邪，血脉凝泣，久而不去，寒化为热，痈疽乃成。伤于脏者，死不治。

痈发于嗌中，名曰猛疽，猛疽不治，化为脓，脓不泻，塞咽半日死。其化为脓者，泻则合豕膏，冷食，三日已。猛疽，言其凶恶猛厉也。若脓已泻溃，当服豕膏，即猪脂之炼净者也。万氏方：治肺热暴喑，用猪脂一斤，去筋，入白蜜一斤，再炼少顷，滤净，冷定，不时挑服一匙，即愈。发于颈，名曰夭疽，其痈大以赤黑，不急治，则热气下入渊腋，前伤任脉，内熏肝肺，十余日而死矣。夭疽者，在天柱也，俗名对口。赤者，心之色；黑者，热极反兼胜己之化也。急须治之可活，若治之稍迟或治之失宜，则毒流肺肝而死矣。阳气大发，消脑留项，名曰脑烁。其色不乐，项痛而如刺以针，烦心者死不可治。阳大发者，毒太甚也。色不乐者，神伤而色变，即所谓色夭也。毒深，故痛如针刺。邪犯心君，故烦心而死。发于肩及臑，名曰疵痈，其状赤黑，急治之，此令人汗出至足，不害五脏，痈发四五日逞焫之。肩髆下软白肉曰臑。此肺脉之病，肺主玄府，故遍身得汗也。毒从汗减，且非要害之所，故不害五脏也。逞者，急也。焫者，艾炷也，言宜急灸也。发于腋下赤坚者，名曰米疽，治之以砭石，欲细而长，疏砭之，涂以豕膏，六日已，勿裹之。砭石欲细者，恐伤肉也，欲长者，用在深也，故宜疏不宜密。勿裹之者，欲其气疏泄也。豕膏者，即猪油煎当归，以蜡收者也。其痈坚而不溃者，为马刀挟缨，急治之。挟当作侠，缨当作瘿。马刀者，瘰疬也。侠瘿者，侠颈之瘤属也。发于胸，名曰井疽，其状如大豆，三四日起，不早治，下入腹不治，七日死矣。井者，喻其深而恶也。发于胸者，近犯心主，治之宜早，下入腹，则五脏俱败，死期速矣。发于膺，名曰甘疽，色青，其状如谷实蒌蓏，常苦寒热，急治之，去其寒热，十岁死，死后出脓。膺在胸旁高肉处，逼近在乳上也。穴名膺窗，足阳明胃之脉也。土味甘，故曰甘疽。色青者，肝木克土也。层房累累，状如谷实瓜蒌，软而不溃，中有所蓄如瓜子也。十岁死者，绵延难愈也。发于胁，名曰败疵。败疵者女子之病也，灸之，其病大痈脓，治之，其中乃有生肉，大如赤小豆。到蒌、藩草根各一升，以水一斗六升煮之竭，为取三升，则强饮厚衣，坐于釜上，令汗出至足已。胁者，肝之部也，妇人多郁怒，故患此疮。蒌，芰也。藩，连翘也。二草之根俱能解毒。强饮者，乘其热而强饮之，复厚衣坐于热汤之釜，熏蒸取汗，汗出至足乃透。已者，愈也。发于股胫，名曰股胫疽，其状不甚变，而痈脓搏骨，不急治，三十日死矣。股胫，大股也。状不甚变，外形不显也。痈脓搏骨，即所谓贴骨痈也。毒盛而深，能下蚀三阴、阳明之大经，故不为急治，法当三十日死矣。发于尻，名曰锐疽，其状赤坚大，急治之；不治，三十日死矣。尻，尾骶骨也。穴名长强，为督脉之络，一名气之阴郄，故不治则死。发于股阴，名曰赤施，不急治，六十日死。在两股之内，不治，十日而当死。股阴，大股内侧也，当足太阴箕门、血海及足厥阴五里、阴包之间，皆阴气所聚之处，故不治则死。若两股俱病，则伤阴之极，其死尤速。赤施者，想其当血海穴，故名。发于膝，名曰疵痈，其状大痈，色不变，寒热如坚石，勿石，石之者死，须其柔，乃石之者生。石之者，砭也。色不变者，不红赤也。硬者禁用砭，软者方可用砭也。诸痈之发于节而相应者，不可治也。发于阳者百日死，发于阴者三十日死。诸节者，神气所游行出入也。相应者，发于上而应于下，发于左而应于右，法在不治。发于三阳之分，毒浅在腑，其死缓。发于三阴之分者，毒深在脏，不出一月也。发于胫，名曰兔啮，其状赤至骨，急治之，不治害人也。胫，足胫也。兔啮，如兔所啮伤也，为其在下，高低等于兔也。发于内踝，名曰走缓，其状痈也，色不变，数石其输，而止其寒热，不死。数石者，屡屡砭之也。其输，即肿处也。发于足上下，名曰四淫，其状大痈，急治之，百日死。阳受气于四末，而大痈淫于其间，阳毒之甚也，时气更易则真阴日败，逾三月而死矣。发于足傍，名曰厉痈，其状不大，初如小指，发急治之，去其黑者，不消辄益，不治，百日死。去其黑者而犹不消，反益大焉，则百日必死矣。发于足指，名曰脱痈，其状赤黑，死不治；不赤黑，不死。不衰，急斩之，不则死矣。六经原腧皆在于足，所以痈发于足者，多为凶候。至于足指又皆六井所出，色赤黑者，其毒尤甚。若不衰退，急斩去其指，庶可保生。若稍缓，毒发伤脏而死。

荣卫稽留于经脉之中，则血泣而不行，不行则卫气从之而不通，壅遏而不得行，故热。大热不止，热胜则肉腐，腐则为脓。然不能陷骨，髓不为焦枯，五脏不为伤，故命曰痈。热气淳盛，下陷肌肤，筋髓枯，内连五脏，血气竭，当其痈下，筋骨良肉皆无余，故命曰疽。痈字从壅，疽字从阻，总是气血稽留、营卫不通之症。大而浅者为痈，六腑受伤，可无大患；深而恶者为疽，五脏受伤，大可忧畏，治之者顾可缓乎，顾可忽乎。疽者，上之皮夭以坚，上如牛领之皮。痈者，其皮上薄以泽。夭者，色枯暗也。牛皮，喻其厚也。泽者，光亮也。

《灵枢·玉版》曰：白眼青，黑眼小，是一逆也。内药而呕者，是二逆也。腹痛渴甚，是三逆也。肩项中不便，是四逆也。音嘶声脱，是五逆也。

《灵枢·寒热病》曰：身有五部：伏兔一，腓二，背三，五脏之腧四，项五。此五部有痈疽者死。伏兔者，胃之穴名，在膝上六寸，阴市上五寸。腓者，足肚也，即腨也。肾之脉上腨内之筑宾穴。背者，五脏之所系也。腧者，五脏之所主也。项者，诸阳之要道也。犯此五者亦名五逆。

《灵枢·玉版》曰：腹胀，身热，脉大，是一逆也；身热脉大而又腹胀，表里之邪俱盛也。腹鸣而满，四支清、泄，其脉大，是二逆也；腹满而清、泄，阴症也。脉大者，是脉与症反也。衄而不止，脉大，是三逆也；鼻衄在阴，脉大为阳，阳实阴虚，死不治。咳且溲血脱形，其脉小劲，是四逆也；咳而溲血脱形，正气伤也。脉虽小而劲，邪仍在也。咳，脱形身热，脉小以疾，是谓五逆也。脱形，真气已衰。身热，邪气未化。细小疾数，气血两败之诊也。如是者，不过十五日而死矣。十五日交一节，言不能逾节也。

其腹大胀，四末清，脱形，泄甚，是一逆也；腹大胀者，邪正甚也。四肢冷而脱形泄甚，脾已绝矣。腹胀便血，脉大时绝，是二逆也；腹胀便血，阴脱也。脉大时绝，阳脱也。咳，溲血，形肉脱，脉搏，是三逆也；咳而溲者，气血俱损。形肉脱者，脾已绝。脉搏者，真脏见矣。呕血，胸满引背，脉小而疾，是四逆也；呕血而至胸满背曲，病已极矣。脉小属气败，脉疾属血败。咳呕腹胀且飧泄，其脉绝，是五逆也。上为咳呕，中为胀满，下为飧泄，三焦俱病，六脉已绝。如是者，不及一时而死。不及一时者，不能周一日之时也。

《标本论》曰：夫病传者，心病先心痛，病在心者先心痛。一日而咳，心病传肺，火克金也。三日胁支痛，肺复传肝，金克木也，故胁支痛。五日闭塞不通，身痛体重，肝传脾，木克土也，脾病则闭塞不通。脾主肌肉，故身体重痛。三日不已，死。再三日不已，则脾又传肾，土克水也，五脏俱伤，故死。冬夜半，夏日中。冬月夜半，水旺之极也。夏月日中，火旺之极也。火畏水，故冬则死于夜半。阳邪亢极，故夏则死于日中。盖衰极亦死，盛极亦死也。

肺病喘咳，肺主息，故病喘咳。三日而胁支满痛。三日而之肝，金克木也。一日身体重痛，一日之脾，木克土也。五日而胀，五日而之胃，脏传腑也。十日不已，死。十日不已，胃复传肾，五行之数已极，故死。冬日入，夏日出。此卯、酉二时，属燥金之化。

肝病头目眩，胁支满，肝开窍于目，而经脉布于胁肋。三日体重身痛，三日传脾。五日而胀，脾传胃也。三日腰脊少腹痛，胫痠，三日传肾也。三日不已，死，三日不已，肾复传心，故死。冬日入，夏早食。亦卯、酉时也，燥金主之，木所畏也。

脾病身痛体重，脾主肌肉。一日而胀，脾传胃也。二日少腹腰脊痛，胫痠，胃传肾也。三日背䏂筋痛，小便闭，三日而胃传膂膀胱也。十日不已，死，十日不已，复传于心，故死。冬人定，夏晏食。此巳、亥时也，司风木之化，脾病畏之。

肾病少腹腰脊痛，胻痠，肾主下部，经脉行于少腹、腰骨、胻骨之间。三日背䏂筋痛，小便闭，三日而传膂膀胱也。三日腹胀，三日而传小肠。三日两胁支痛，三日而上传心，手心主之正，别下渊腋三寸入胸中，故两胁支痛。三日不已，死，复伤肺金也。冬大晨，夏晏脯。此辰、戌时也。土旺四季，为水所畏，故肾病绝焉。

胃病胀满，五日少腹腰脊痛，胻酸，五日之肾也。三日背脂筋痛，小便闭，三日之脊膀胱也。五日身体重，病传论曰五日而上之心，此云体重，疑误。六日不已，死，心复传肺。冬夜半后，夏日昳。丑、未司湿土之化，气通于胃，失守则死。

膀胱病，小便闭，五日少腹胀，腰脊痛，胻酸，五日而之肾也。一日腹胀，一日而之小肠。一日身体痛，一日而之心，脏传脏也。心主血脉，故为身体痛。二日不已，死，心病不已，必复传金，故死。冬鸡鸣，夏下晡。丑、未时也，土能制水，故膀胱畏之。相传死期各有远近，盖脏有要害不同也，以次相传者必死，间一二脏或三四脏者，可以治矣。

《灵枢·经脉》曰：手太阴气绝则皮毛焦。太阴者行气温于皮毛者也，故气不荣则皮毛焦，皮毛焦则津液去皮节，津液去皮节者则爪枯毛折，毛折者则毛先死，丙笃丁死，火胜金也。肺属金主气，为水之母，故其气绝则津液去，而爪枯毛折也。手少阴气绝则脉不通，脉不通则血不流，血不流则髦色不泽，故其面黑如漆柴者，血先死，壬笃癸死，水胜火也。心主血脉，故心绝则血先死，其症在髦色不泽，面黑如漆，水化见也。足太阴气绝则脉不荣肌肉。唇舌者肌肉之本也，脉不荣则肌肉软，肌肉软则舌萎人中满，人中满则唇反，唇反者肉先死，甲笃乙死，木胜土也。脾主肌肉，故脾绝则肉先死，其症在舌萎、人中满、唇反也。足少阴气绝则骨枯，少阴者冬脉也，伏行而濡骨髓者也，故骨不濡则肉不能着也，骨肉不相亲则肉软却，肉软却故齿长而垢发无泽，发无泽者骨先死，戊笃己死，土胜水也。肾属水，故为冬脉。肾主骨，故肾绝则骨先死。其症在骨肉不相亲附，则齿长而垢，精枯发无泽也。足厥阴气绝则筋绝，厥阴者肝脉也，肝者筋之合也，筋者聚于阴气当作器。而脉络于舌本也，故脉弗荣则筋急，筋急则引舌与卵，故唇青舌卷卵缩，则筋先死，庚笃辛死，金胜木也。肝绝者筋先死，其症在唇青舌卷而卵缩囊蜷也。五阴气俱绝则目系转，转则目晕，目晕者为志先死，志先死则远一日半死矣。五脏之精上注于目，故五阴气绝则目转而晕，志先死矣。志藏于肾，真阴已竭，死在周日间耳。六阳气绝则阴与阳相离，离则腠理发泄，绝汗乃出，故旦占夕死，夕占旦死。阳气不能卫外而为固，则汗泄。绝汗者，其形如珠，凝而不流，或气喘不休，汗出如洗者是也。

《阴阳类论》曰：冬三月之病，病合于阳者，至春正月脉有死征，皆归出春。冬三月阴盛之时，而见阳病者，至春初阳气发动之令，脉必有死征矣。出春者，交夏也，阳病当阳盛，则亢极而不可免矣。冬三月之病，在理已尽，草与柳叶皆杀。在理已尽，谓色脉形症皆无生理，则交春草色青、柳叶见，皆其死期也。春阴阳皆绝，期在孟春。冬月之病，甫交春而阴阳皆绝，则不待仲季，即于孟春是其死期矣。阴绝者，脉形不至，阳绝者，脉形微细，或上不至关为阳绝，下不至关为阴绝。春三月之病，曰阳杀，杀音赛，阳气衰也。阳气方生之令，而阳气衰败，不能应令也。阴阳皆绝，期在草干。春令木旺之症，而阴阳俱绝，至秋令草干之时，金胜木

而死矣。夏三月之病，至阴不过十日，金匮真言论曰脾
为阴中之至阴、五脏六腑之本也。以至阴之脏而当阳极
之时，苟犯死症，期在十日。阴阳交，期在溓音廉水。
阴阳交者，阴脉见于阳，则阳气失守，阳脉见于阴，则
阴气失守。夏月而见此逆象，则仲秋溓水之期，不能保
其生矣。秋三月之病，三阳俱起，不治自已。秋时阳气
渐衰，阴气渐长，虽三阳之病俱起，而阳不胜阴，故自
已。阴阳交合者，立不能坐，坐不能起。阴阳交合者，
阴阳合病也。起坐不能者，屈伸不利也。三阳阳当作阴
独至，期在石水。阴病而当阳盛，则孤阴不生矣。冰坚
如石之候，不能再生，即上文三阳俱起，不治自愈。下
文二阴，期在盛水，则此为三阴无疑。二阴独至，期在
盛水。二阴病比之三阴病者差缓焉，故期在盛水。盛水
者，正月雨水也。

《诊要经终论》曰：太阳之脉，其终也，戴眼，反
折，瘛疭，其色白，绝汗乃出，出则死矣。戴眼者，目
睛仰视而不能转也。反折者，腰脊反张也。筋急曰瘛，
筋缓曰疭。绝汗者，汗出如油也。足太阳之脉起于目内
眦，上额交巅入络脑，下项夹脊抵腰中，下至足之小

指。手太阳之脉起于小指之端，循臂上肩，其支者循颈上颊，至目之外眦，故其病如此。又太阳为三阳之表，故主色白汗出。少阳终者，耳聋，百节皆纵，目睘，绝系。绝系，一日半死。其死也，色先青白，乃死矣。手足少阳之脉皆入于耳中，亦皆至于目锐眦，故为耳聋目睘也。睘者，直视如惊也，因少阳之系绝，不能旋转也。胆应筋，故百节纵也。木之色青，金之色白，金木相贼，则青白先见矣。阳明终者，口目动作，善惊，妄言，色黄，其上下经盛，不仁则终矣。手足阳明之脉皆挟口入目，故口目动作也。闻木音则惕然而惊，是阳明善惊也。骂詈不辨亲疏，是阳明妄言也。黄者，土色外见也。上下经盛，谓头颈手足阳明之脉皆躁动而盛，是胃之败也。不知痛痒，谓之不仁，是肌肉之败也。少阴终者，面黑，齿长而垢，腹胀闭，上下不通而终矣。手少阴气绝则血败，足少阴气绝则色如焰，故面黑也。肾主骨，齿者骨之余，故齿不固而垢也。手少阴之脉下膈络小肠，足少阴之脉络膀胱贯肝膈，故为腹胀闭、上下不通，是心肾不交也。太阴终者，腹胀闭，不得息，善噫，善呕。呕则逆，逆则面赤。不逆则上下不通，不通则面黑、皮毛焦而终矣。足太阴脉入腹属脾，故为腹胀闭。手太阴脉上鬲属肺而主呼吸，故不得息。惟胀闭不得息，故为噫与呕。气逆于上，故面赤。不逆则脾之地气不上升，肺之天气不下降。上下不通者，天地不交也，脾败无以制水，故面黑。肺败不能主气，故皮毛焦也。厥阴终者，中热，嗌干，善溺，心烦，甚则舌卷、卵上缩而终矣。手厥阴心主之脉起于胸中，出属心包络，下鬲，历络三焦。足厥阴肝脉循喉咙之后，上入颃颡，其下者循股阴，入毛中过阴器，故为中热嗌干、善溺心烦等症。舌者心之官也，肝者筋之合也，筋者聚于阴器，而脉络于舌本，故甚则舌卷、卵缩也。

　　愚按：人之有病，犹树之有蠹也；病之有能，犹蠹之所在也。不知蠹之所在，遍树而斫之，蠹未必除而树先槁矣；不知病之所在，广络而治之，病未必去而命先尽矣。故病能置瞋，即较若列眉，犹惧或失之，病能未彰而试之药饵，吾不忍言也。世医矜家传之秘，时医夸历症之多，悻悻卖俗而不知其非，叩之三因之自与其所变，翻以为赘，是不欲知蠹之所在，而第思斫树以为功者，嘻！亦惨矣。